Burn-Out für Fortgeschrittene

Der Erfahrungsbericht eines Chefarztes

Peter Kaiser

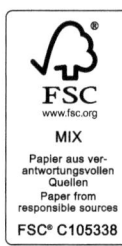

Herstellung und Verlag:
BoD - Books on Demand, Norderstedt
ISBN 978-3-7392-2179-3

Inhalt

Vorwort

„Gut, dass Sie den Burn-Out schon heute haben, dann denken Sie schon heute über Ihr Leben nach, und nicht erst wenn Sie in Rente gehen."
(Verfasser dem Autor bekannt)

Dies ist kein wissenschaftliches Buch mit entsprechenden Referenzen und Literaturhinweisen, noch ein Ratgeber im eigentlichen Sinne. Sie werden in diesem Buch nicht die klassischen Tipps finden, welche kochbuchartig übernommen werden können und dann zu einem besseren Leben führen. Diese Bücher gibt es schon - im Kapitel: Weiterführende Literatur sind einige - meiner Meinung nach geeignete-aufgelistet.
Der vorliegende Text hat starke autobiografische Züge. Und trotzdem soll versucht werden, vom Einzelfall durch die Veränderung der Blickwinkel und Interpretationen auf allgemeine Rahmenbedingungen zu schließen, auf welche man in seiner Umgebung und bei sich selbst stößt und welche die Entstehung eines Burn-Out begünstigen.
Ziel des Buches soll es sein, über sich selbst und die Situation dahingehend zu reflektieren, dass am Ende dieser Reflexion eine größere Akzeptanz des eigenen So-Seins den Umgang mit den zuvor als unerträglich wahrgenommenen Lebensbedingungen erleichtert.

Das Buch richtet sich an diejenigen, welche nur vermeintlich - aus der eigenen Perspektive heraus - glauben davon ausgehen zu müssen, dass die gegenwärtigen Rahmenbedingungen nicht verändert werden können. Aber motiviert sind, sich vom Gegenteil überzeugen zu lassen. Ob diese Bedingungen tatsächlich unveränderbar sind, lässt sich im Voraus nicht immer eindeutig beurteilen. Denjenigen, welche alle Hoffnung haben fahren lassen, empfehle ich dringend die Konsultation eines fähigen Psychotherapeuten.

Ich weiß, wovon ich rede.

Ein Buch für die, welche an Veränderung glauben, sie lieben oder brauchen oder hassen oder fürchten. Und für diejenigen, welche das größte Wandlungspotenzial in sich selbst sehen.

Zum Aufbau des Buches:

Im Kapitel „Einleitung" wird beschrieben, was mit dem Titel "Burn-Out für Fortgeschrittene" gemeint ist und an wen sich das Buch schwerpunktmäßig richtet.

Im Kapitel „Auf der Couch" wird der Chefarzt aus zwei Perspektiven heraus befragt: Die eine stellt ihn als Opfer der Umgebungsbedingungen dar, die andere hinterfragt kritisch die Rolle des Autors und seinen Anteil bei der Entwicklung des Burn-Out und möchte den Betroffenen nicht nur als den verstanden wissen, mit welchem etwas passiv geschieht, sondern dessen Verhalten wiederum das Verhalten seiner Umgebung beeinflusst.

Im folgenden Kapitel „Was darf's denn sein: Depression oder Burn-Out" werden die medizinisch/psychologischen Gemeinsamkeiten von Depression und Burn-Out, aber auch die Unterschiede beleuchtet.

Einen kurzen historischen Überblick gibt das Kapitel „Fluch der Postmoderne – Geschichte des Burn-Out".

Das Kapitel „Der Protagonist - das sind Sie" beschreibt die klassischen persönlichkeitsbezogenen Risikofaktoren, welche die Voraussetzungen für die Entwicklung eines Burn-Out-Syndroms darstellen.

Daran anschließend wird im Kapitel „Setting und Interaktion" auf die Umgebungsbedingungen eingegangen.

Auch dieses Buch kommt nicht ganz ohne Ratschläge aus - im Kapitel „The way out - my way out" - werden mögliche Wege skizziert.

Das Buch schließt mit einem Tagebuch, welches eine Woche lang den beruflichen Alltag eines psychiatrischen Chefarztes beschreibt.

Zur Verortung des Ausdrucks Burn-Out in Deutschland und um die Bandbreite diesbezüglicher Wahrnehmungen und Meinungen etwas transparenter zu machen, wurde jedem Kapitel die persönliche Stellungnahme zweier Personen vorangestellt, welche von mir zum Thema Burn-Out befragt wurden. Acht Frauen und vier Männer im Alter zwischen 40 und 60 Jahren stimmten einer Veröffentlichung zu. Sie waren ausgewählt worden, da sie aufgrund ihrer Tätigkeit entweder selbst der Gefahr der Entwicklung eines Burn-Out ausgesetzt sind oder mit solchen Menschen zu tun haben. An biographischen Daten wurden Informationen zu Alter, zu Anzahl und Alter möglicher Kinder, zum Beruf bzw. zur aktuellen Tätigkeit und zu Hobbies erhoben.

Hier die Fragen im Wortlaut:

1. Beschreiben Sie kurz Ihre persönliche berufliche und private Situation. Sind Sie damit zufrieden?
2. Was ist für Sie Burn-Out?
3. Ist Burn-Out ein typisch deutsches Phänomen?
4. Wer ist Ihrer Meinung nach eher gefährdet, ein Burn-Out zu entwickeln, Männer oder Frauen, oder kann man das so nicht sagen?

Die Antworten der befragten Personen wurden im Wortlaut übernommen, lediglich die Initialen wurden anonymisiert.

Dass dieses Buch überhaupt geschrieben werden konnte, verdanke ich dem Umstand, dass ich gezwungen war, zumindest für eine gewisse Zeit meinen Arbeitsplatz gegen eine erträglichere Arbeitsumgebung einzutauschen. Erträglich im Sinne des Arbeitsumfanges, erträglich aber insbesondere bezüglich der allgemeinen Arbeitssituation. Und diese Situation hat mich erst in einen Zustand versetzt, welcher landläufig mit Burn-Out-Syndrom umschrieben wird und Anlass gab, dieses Buch zu schreiben.

Mein besonderer Dank gilt meiner Frau Elisabeth und meinen Kindern Maya und David. Dafür, dass sie mich in diesen 3 Jahren gefühlter Fronarbeit unter- und gestützt haben und mit meinen Launen verständnisvoll und wenn nötig korrigierend umgegangen sind.

Im April 2016

Einleitung

„Die Perspektive im Hamsterrad ist einseitig und langweilig und ungerecht."
(Verfasser ist dem Autor bekannt)

B. C., weiblich,

48 Jahre, verheiratet, keine Kinder.
Beruf, aktuelle Tätigkeit: Direktionsassistentin / Automobilgroßkonzern.
Hobbys: Schwimmen, Laufen, Lesen.
Beschreiben Sie kurz Ihre persönliche berufliche und private Situation. Sind Sie damit zufrieden?

- *Beruflich sehr eingespannt in einem großen Automobilkonzern Aufgabenumfeld Sekretariat Konzernorganisation; privat glücklich verheiratet und zufrieden.*

Was ist für Sie Burn-Out?

- *Erschöpfungszustand; berufliche Überbeanspruchung.*

Ist Burn-Out ein typisch deutsches Phänomen?

- *Nein kein typisch deutsches Phänomen.*

Wer ist Ihrer Meinung nach eher gefährdet, ein Burn-Out zu entwickeln, Männer oder Frauen, oder kann man das nicht so sagen?

- *Beide, Männer und Frauen.*

S.W., männlich,

47 Jahre, geschieden, mit Partnerin lebend, 4 Kinder, 2, 6, 12 und 15 Jahre Beruf, aktuelle Tätigkeit: als angestellter Arzt und als Honorararzt.
Hobbys: Werkeln, jedoch nicht möglich auszuführen, da keine Zeit.
Beschreiben Sie kurz Ihre persönliche berufliche und private Situation. Sind Sie damit zufrieden?

- *Sowohl in der beruflichen, wie auch in der privaten Situation bin ich nicht zufrieden. Ich bin mittlerweile ein sehr erfahrener Arzt. Beruflich kann es durchaus vorkommen, dass ich nach einer 12-Stundenschicht 6 Stunden unterwegs bin, um anschließend noch 6 Stunden zu arbeiten. Die Zeit für die Familie beschränkt sich auf Telefonate aus dem Auto. Schlafen ist in 15 min. Phasen zwischendurch möglich. Diese Form der Arbeitsgestaltung ist zwar extrem, kann aber durchaus vorkommen. Entspanntes Arbeiten heißt für mich meist 12-Stunden-Schicht, gekoppelt an 4 Stunden Fahrt zur/von der Arbeit. Auch wenn die Arbeit durchaus Befriedigung bereitet, ist jedoch sehr wenig Zeit da für die wirklich wichtigen Sachen im Leben, nämlich die Familie. Ich bin geschieden, habe aus meiner 1. Ehe 2 Töchter und mit meiner Partnerin einen Sohn und eine Tochter. Ich bin unglücklich darüber, dass ich für alle Kinder nicht der Vater sein kann, wie ich mir selber vorstelle.*

Was ist für Sie Burn-out?

- *Ausgebrannt sein, am Rande der Möglichkeiten und völlig erschöpft.*

Ist Burn-Out ein typisch deutsches Phänomen?

- *Sicher nicht, vollkommen ausgebrannt sein, ist nicht was Neues. In anderen Ländern und Kontinenten wird diesen Zustand anders genannt. In ursprünglichen Sprachen in Mittel- und Südamerika gibt es sogar Begriffe für diesen Zustand.*

Wer ist Ihrer Meinung nach eher gefährdet, ein Burn-Out zu entwickeln, Männer oder Frauen, oder kann man das nicht so sagen?

- *Ich denke, dass Männer eher dazu neigen, da sie häufiger Raubbau an den eigenen Kräften betreiben. Frauen sind eher vernünftiger und weniger „extremistisch".*

Ich habe mir lange überlegt, wie dieses Buch genannt werden soll, und immer wieder Titel verworfen. Angelehnt an ein Kochbuch stand zur Debatte: „Ein Chefarzt empfiehlt". Dann wollte ich betonen, dass ich mich in einer Krise befand, als ich damit begonnen hatte, das Buch zu schreiben. Es hätte dann heißen sollen: „ein Noch-Chefarzt" oder „ehemaliger Chefarzt empfiehlt", denn damals stand mein Entschluss fest, wieder leben zu wollen und es war mehr als unklar, ob ich weiterhin diese Position bekleiden wollte und konnte.

Ich hatte sehr viel Glück. Nach Monaten der Auseinandersetzung und des Kampfes am Ende meiner Kräfte angelangt, waren Suizidgedanken immer wieder latent vorhanden gewesen. Diese allerdings immer vor dem Hintergrund, dass mir klar war, Selbsttötung wäre verantwortungslos gegenüber meiner Familie und ein schlechtes Vorbild denen gegenüber, für die mich verantwortlich fühlte - Stichwort protestantische Ethik. Und - das wäre die Sache nicht wert gewesen. Man hätte mir postum vorwerfen können, „er habe es halt nicht geschafft", „man habe es schon immer gewusst" und damit einen Schuldigen gefunden. In einer persönlich als absoluten Tiefpunkt empfundenen Situation kam einer von mir intendierten Kündigung ein Stellenangebot zuvor, welches auf den ersten Blick wenig reizvoll erschien, aber einen Rettungsanker darstellte. Im Nachhinein entpuppte es sich als ein Geschenk der Götter. Erst durch das örtliche, emotionale und kognitive „Heraus-treten" aus der subjektiv als aussichtslos wahrgenommen Situation, konnte ich wieder zu mir finden. Am längsten benötigte es, den emotionalen Abstand herzustellen. Erst nachdem ich das Hamsterrad verlassen hatte, konnte ich die Perspektive meines Gegenübers reflektieren und seine Wahrnehmungen verstehen lernen.

Man kann sich die Frage stellen, warum jemand der tagtäglich beruflich mit Burn-Out zu tun hat, internationale Firmen als auch Kleinunternehmer berät, Vorträge vor Laien und Profis hält, diesbezüglich was die eigene Person angeht auf beiden Augen blind zu sein scheint. Das Buch des niederländischen Psychiatrieprofessors Piet Kuiper „Seelenfinsternis", welcher retrospektiv seine eigene schwere Depression thematisiert, und der ohne die

Hilfe seiner sozialen Umgebung aus dieser existentiellen Krise nicht mehr herausgefunden hätte, hat mich seinerzeit schwer beeindruckt. Wie kann jemand die Zeichen einer Erkrankung, welche er regelmäßig Studenten im Vorlesungssaal nahezubringen versucht, an sich selbst nicht wahrnehmen? Und sich dann bei vorliegender Diagnose nicht zumindest ansatzweise selbst ausreichend medikamentös behandeln oder sich helfen lassen? Es ist möglich - ich habe es selbst vor einem anderen Hintergrund erlebt.

Warum nun ein Buch für Burn-Out-Fortgeschrittene?
Wenn es Fortgeschrittene gibt, was sind dann Anfänger? Das klingt auf den ersten Blick überheblich. Soll es nicht. Ich habe bei den „Fortgeschrittenen" allerdings eine ganz spezielle Zielgruppe im Blick. Eine Zielgruppe, welche trotz ihrer Unterschiedlichkeit – Herkunft, Geschlecht, Tätigkeitsbereich – bestimmte Persönlichkeitseigenschaften teilt. Und auch spezifische, nicht selten selbst ausgewählte, selbst-„bestimmte" Rahmenbedingungen. Dieser in ihrer besonderen Heterogenität sich ähnelnde Gruppe kann eine zweite gegenüber gestellt werden: Das betrifft Menschen, welche unter nicht selbst gewählten Umständen und Bedingungen leben müssen und tätig sind - sei es die überlastete Ehefrau, die neben einer aus finanziellen Gründen aufgenommenen beruflichen Teilzeittätigkeit, die Kinder versorgt, den Mann bekocht und bespasst, und sich noch um ihre dementen (Schwieger)-Eltern kümmern muss. Oder die Eltern, die ein

behindertes Kind zu betreuen haben. Aufgaben und Belastungen, welche sich keiner der Betroffenen gewünscht hat und deren Umfang anfänglich oft nicht absehbar gewesen war. Der Tierpfleger, welcher gezwungen ist, ungezählte Überstunden machen zu müssen, weil Mitarbeiter fehlen und andere nicht einfach die Betreuung seiner Tiere übernehmen können. Die professionell Pflegenden in den Heimen und Krankenhäusern und in den ambulanten Diensten, die aufgrund des Fachkräftemangels ebenfalls regelmäßig Mehrarbeit leisten, da sonst die Versorgung der Patienten nicht mehr sichergestellt wäre. Oder aber das Geld für die Familie nicht reicht. Nun kann man einwenden, dass bei den letzten genannten Beispielen das Tarifrecht der Selbst- und Fremdausbeutung klare Grenzen setzt. Ein weiteres Beispiel, welches ich aus eigener Erfahrung kenne, ist der Assistenzarzt, der – zwar tariflich nicht erlaubt – eine Überstunde nach der anderen leisten muss, nach dem Nachtdienst nicht - wie vorgeschrieben - nach Hause geht, sondern auf Station, um nochmals nach seinen Patienten zu sehen, von denen er weiß, dass sie ohne seine Visite an diesem Tag keinen Arzt mehr sehen werden. Einfach weil der Kollege krank ist, oder im Urlaub oder es ihn oder sie gar nicht gibt. Stichwort Ärztemangel. Alle diese Mehr-Arbeitenden machen dies aus einer Verpflichtung heraus, welche eine Notwendigkeit darstellt, diktiert von den Rahmenbedingungen.

Menschen, welche die Rahmenbedingungen weder selbst ausgewählt haben, noch einen größeren ideellen Nutzen davon haben, und die Symptome des

Burn-Outs aufweisen, würde ich als Menschen bezeichnen, welche Burn-Out-Anfänger sind. Diese würden wahrscheinlich bei sich verändernden Rahmenbedingungen rasch wieder gesund werden. Einfach dadurch, dass die zusätzlichen Belastungen - Mehrarbeit, Sorgen etc. wegfallen. Natürlich ist nicht ausgeschlossen, dass auch ein Burn-Out-Anfänger sich zusätzlich Bedingungen schafft, welche die ursprünglichen Schwierigkeiten weiter verstärken. Die überlastete berufstätige Alleinerziehende, welche sich selbst oder durch die Verwandtschaft induziert, die Bürde der Zubereitung eines aufwendigen Weihnachtsmenüs für die Großfamilie auflädt oder aufladen lässt: „Du machst das einfach immer so toll". Unnötig – würden die einen sagen. Wichtig für das Selbstgefühl – die anderen. Notwendig, da schon immer so gemacht – die Dritten. Häufig lässt sich keine klare Grenze zwischen „Anfängern" und „Fortgeschrittenen" ziehen. Oft sind es gerade die ungeplanten zusätzlichen Belastungen, wie die neu eingetretene Pflegebedürftigkeit eines Angehörigen oder der zusätzliche Ausfall eines Mitarbeiters, welcher dann das Fass zum Überlaufen bringt, und den Burn-Out manifest werden lässt.

Somit sind die letzten beiden Beispiele schon an der Grenze zum fortgeschrittenen „Burn-Out-ler": Niemand zwingt den Tierpfleger und die Pflegekraft mehr zu arbeiten als tarifrechtlich vorgeschrieben ist. Und trotzdem wird es gemacht. Stichwort Committment und Handlungsethik. Doch dazu später.

Mit „fortgeschritten" soll hier dem Umstand Rechnung getragen werden, dass manche Menschen sich teilweise über Jahre in eine Situation - anfänglich sicher auch selbstbestimmt - hineinmanövriert haben, in welcher sie nun die Geister, die sie riefen nicht mehr loswerden. Was zu Beginn der Tätigkeit oder der Beschäftigung angenehm und interessant war, ist ihnen irgendwann über den Kopf gewachsen, ist ihnen zu viel geworden. Häufig durch die Kombination verschiedener Aktivitäten, verschiedener „Baustellen" die bedient werden müssen. Die hierzu notwendige durchdachte und disziplinierte Organisation erfordert eine extrinsische (durch äußere Faktoren verursachte) und intrinsische (Selbst)-Motivation. Voraussetzungen hierfür sind zum einen eine Umgebung, welche diese Gestaltungs- und Handlungsfreiräume bietet, meist auch eine entsprechende Ausbildung und schließlich auch eine entsprechende Motivation.

Es geht mir um den Umgang mit Freiheiten und den sich hierdurch ergebenden Pflichten und Belastungen. Für die Umgebung und für sich selbst. Der Anfänger hat keine oder kaum Freiheiten. Der Fortgeschrittene schon. Und er kann damit wohl nicht in der Weise umgehen, dass er gesund bleibt.

Für Fortgeschrittene heißt es auch: Wahrzunehmen, dass in einem anderen Job nicht alles besser sein muss. Dass man sich selbst zu einer anderen Arbeitsstelle mitnimmt. Dass man weiter mit sich selbst leben muss, wie man mit einem Risikofaktor leben muss. Doch gilt es hier zu differenzieren: Habe ich eine Mangelmutante der sogenannten

Brustkrebs-Gene BRCA in meiner Familie, dann werde ich ein Leben lang eine erhöhte Wahrscheinlichkeit haben, einen Brustkrebs zu entwickeln. Ähnliches trifft auf das familiäre Alzheimer-Gen zu. Nun gibt es hier jedoch einen bedeutsamen Unterschied: Die Diagnose des Brustkrebsgens führt heutzutage dazu, dass die betroffenen Frauen sich deutlich häufiger eine Mammographie unterziehen, und somit mögliche Tumorentwicklungen früher diagnostiziert werden können als bei Frauen, die diesen Risikofaktor nicht besitzen, und nicht zur Vorsorgeuntersuchung gehen. In diesem Fall bedeutet das, dass der Risikofaktor unter bestimmten Bedingungen protektive Wirkung haben kann. Anders verhält es sich zumindest momentan bei Varianten des ApoE, des „Alzheimer-Gens". Das Wissen über diesen familiären Risikofaktor führt zu keiner Prophylaxe oder spezifischen Therapie. Es erhöht lediglich die Wahrscheinlichkeit sehr früh an der Alzheimer-Demenz zu erkranken, ohne dass der Betroffene gegenwärtig diesbezüglich Schutzmaßnahmen ergreifen könnte.

Burn-Out kann als Folge von verschiedenen Risikofaktoren, auf welche noch näher einzugehen ist, betrachtet werden. Durch verbesserte Selbstwahrnehmung (Introspektion), könnte der Betroffene aufmerksamer werden bezüglich Parametern, welche die Entwicklung eines Burn-Out, gegebenenfalls eines erneuten Burn-Out, fördern. Wie ein Diabetiker, welcher Schwarzwälder Kirschtorte nur in homöopathischen Dosen zu sich nehmen sollte, sollte ein Burn-Out-Gefährdeter mit den Umgebungsbedingungen ebenfalls anders umgehen, als „Normale". Am Beispiel der „zickigen" und der „netten" Sekretärin[1] sei dies demonstriert: Für die Zickige stellen Aktenberge auf dem Schreibtisch, eine überquellende Email-Postbox, Anrufer oder Kundschaft keinerlei Risikofaktoren dar, da diese ab einem individuell definierten Belastungspunkt mehr oder weniger ignoriert werden. Die Betroffene hat diesbezüglich eine Resistenz, positiv gesprochen - eine Intelligenz - entwickelt oder ist für diesen Risikofaktor (der Überlastung) noch nie anfällig gewesen. Die Nette, welche die Arbeit und Kundschaft geradezu magisch anzieht – insbesondere, wenn die Alternative die oben beschriebene, weniger zugängliche Kollegin darstellt - muss lernen, ihren Umgang mit diesen Risikofaktoren in ihrem eigenen Interesse und ihrer Gesundheit zuliebe zu verbessern. Und damit leben zu müssen, weniger „geliebt" zu werden. Doch auch dazu später.

---

[1] Sollte das Beispiel dem Leser bzw. der Leserin nicht politisch korrekt genug erscheinen, ist es ihm respektive ihr natürlich freigestellt, alle Parameter dahingehend zu ändern, dass die Aussage den subjektiv notwendigen Erfordernissen der Gleichberechtigung entspricht. Also beispielsweise: Ersetzen von „zickig" durch das geschlechtsneutrale „reserviert"; sowie „Sekretärin" durch „der Assistent/die Assistentin". Es sei darauf hingewiesen, dass die Termini Sekretär/in bzw. Assistent/in für den Autor wertneutral sind.

Auf der Couch

„Nicht die Tatsachen selbst beunruhigen, sondern die Meinungen darüber."
Epiktet (um 50 – um 138 n. Chr.)

Dieses Interview mit dem Autor hat in vergleichbarer Form zumindest zum Teil stattgefunden. Genau genommen handelt es sich um einen Dialog zwischen zwei Psychotherapeuten, wobei beide nicht im engeren Sinn im Gespräch therapeutisch tätig werden. Der Ausdruck „Beratung" würde zu weit gehen, denn das Gespräch gibt keine Beratung wieder, sondern den Versuch, am Beispiel des Autors die Entwicklung eines Burn-Outs aufzuzeichnen. Eines Burn-Outs, welcher durch verschiedene Faktoren verursacht wurde. Faktoren die sich beim Burn-Out-Betroffenen nachweisen lassen, sowie Faktoren der Umgebung – seien es spezifische Personen oder Arbeitsbedingungen im Allgemeinen. Das Gespräch zeigt, dass für die Entwicklung eines Burn-Outs maßgeblich eben nicht nur die Rahmenbedingungen, sondern eben auch spezifische Denk- und Verhaltensmuster der Betroffenen verantwortlich gemacht werden können. Auch an dieser Stelle sei nochmals betont, dass diese Art von Burn-Out sich auf der Grundlage von anfänglich selbst gewählten Konditionen entwickelt.
Dieser Dialog ist allerdings nicht nur eine Aneinanderreihung von Fragen und Antworten.
Der Interviewer stellt zu Beginn einige allgemeine Fragen zum beruflichen und privaten Hintergrund.

Diese Informationen sind notwendig, um die sich daran anschließenden beiden Gesprächsverläufe besser verstehen zu können.

Anschließend soll versucht werden auf der Grundlage derselben Hintergrundinformationen zwei gänzlich unterschiedliche Perspektiven zu eröffnen. Geführt durch die Fragen und verbalen Reaktionen des Interviewers - nennen wir ihn wertneutral und bezüglich der Qualität indifferent - einfach Coach, verläuft der erste Teil des Gespräches so, wie typische Gespräche mit Burn-Out-Betroffenen verlaufen. Der Betroffene ist das Opfer, welches nicht verstanden wird und dem teilweise Übles geschieht oder widerfahren ist. Denn Burn-Out-Betroffene neigen häufig dazu, sich entweder als Opfer des Systems zu sehen („wenn man mich nur ließe", „wenn ich die Ressourcen zur Verfügung gestellt bekommen würde / hätte, dann..." / „wenn der Chef mich gelassen hätte / ließe..." etc.) oder sie machen sich Selbstvorwürfe. Und nicht selten ist es eine Mischung aus beiden Wahrnehmungen und Interpretationen.

Im zweiten Teil des Gespräches wird versucht, einen anderen Ansatz zu wählen, welcher darauf abzielt, die „Schuld" nicht nur beim Gegenüber - also beispielsweise bei Vorgesetzten und Kollegen - oder den Umgebungsbedingungen zu suchen. Das zweite Gespräch soll sich allerdings nicht darin erschöpfen, dass die eigenen Risikofaktoren erkannt werden, sondern dass die Perspektive des Gegenübers eingenommen wird. Aus dieser Perspektive soll das eigene Verhalten wahrgenommen und so weit wie möglich Verständnis für das Verhalten des Gegenübers entwickelt werden. Während der erste Teil des Gespräches in dieser oder ähnlicher Form typisch für die (therapeutische) Bearbeitung von Burn-Out-Problemen gelten kann, ist der theoretische Hintergrund des zweiten Gesprächs in der so genannten Naikan-Therapie zu finden. Diese wird weiter unten beschrieben.

Zur Information: Der „Coach" in diesem Gespräch ist ausgebildeter Psychotherapeut mit schwerpunktmäßiger Weiterbildung in kognitiver Verhaltenstherapie sowie systemischer Therapie. Er integriert auf Achtsamkeit (engl. Mindfulness) basierende therapeutische Elemente sowie Aspekte der Naikan-Therapie. Dass psychodynamische Überlegungen ebenfalls mit in die Behandlung einfließen, darf bei einer Behandlung, die verschiedene psychotherapeutische Schulen berücksichtigt, als selbstverständlich gelten.

Coach: Herr K, bevor wir zu Ihrer jetzigen Situation kommen, würde ich gerne mehr über Ihren Werdegang erfahren. Erzählen Sie doch kurz, wie Sie Psychiater geworden sind.

K: Das war im Jahr 2000. Damals landete ich in der Psychiatrie. Nachdem es mir bis zu diesem Zeitpunkt nicht gelungen war, eine Facharztausbildung abzuschließen - damals gab es mehr oder weniger eine Ärzteschwemme und es war schwierig Facharzt zu werden, insbesondere nachdem man die Klinik verlassen hatte.

Coach: Warum haben Sie die Universitätsklinik damals verlassen?

K: Ich habe mein Studium 1991 abgeschlossen, dann begann ich an der Uni in der Neuropathologie zu arbeiten, und als mir das Thema zu trocken und zu tot war, in der Inneren Medizin und Tropenmedizin gearbeitet. 1993 bin ich dann mit meiner späteren Frau nach Thailand, um dort meine tropenmedizinische Ausbildung abzuschließen. Nach Rückkehr war die mir versprochene Stelle an der Universität weg, durch den Kauf eines renovierungsbedürftigen Hauses und die Geburt unserer Tochter fühlte ich mich räumlich gebunden, so dass ich eine Stelle bei einem niedergelassenen Dermatologen annahm. Die Arbeit dort war angenehm, ich blieb dort mit Unterbrechungen bis 1999, zwischenzeitlich war ich bei einem niedergelassenen Allgemeinmediziner tätig. In der ganzen Zeit gab es lediglich drei Stellenangebote in der Hautmedizin, das Fach, das ich mir erwählt hatte, nachdem ich in Kambodscha in der Leprabekämpfung ein wenig Erfahrung sammeln konnte und die Eröffnung einer Hautarztpraxis meinen finanziellen Möglichkeiten - nämlich eigentlich keinen - mir am ehesten entgegen kam. Allerdings gelang es mir nicht, eine Stelle für die fehlenden zwei Ausbildungsjahre in der Klinik zu bekommen. In der Zeit zwischen 1994 und 2000 war ich regelmäßig als Tropenmediziner insbesondere in Afrika und Asien, dort häufig in Flüchtlingslagern tätig. 2000 bekam ich dann ein Jobangebot beim Malteser Auslandsdienst, ich sollte für diese Organisation von Nairobi aus das südliche Afrika betreuen. Das war für mich ein sehr reizvolles Angebot. Allerdings konnte ich mir nicht vorstellen, das unsere beiden Kinder, damals fünf und sechs Jahre alt, hinter hohen Mauern bewacht in einer aus meiner Perspektive nicht ungefährlichen Großstadt aufwachsen sollten, und meine Frau ihre Praxis und Tätigkeit als Physiotherapeutin aufgeben sollte. Ich wäre mir dann doch „sehr" egoistisch vorgekommen. Gerade zu diesem Zeitpunkt, als der Malteser Auslandsdienst auf eine Zu- oder Absage wartete, las ich eine Anzeige, dass in der benachbarten Kreisstadt in einer großen psychiatrischen Klinik eine Stelle für einen Arzt zur Weiterbildung in Psychiatrie und Psychotherapie frei war. Die Einladung zum Vorstellungsgespräch erfolgte zeitnah, und das Vorstellungsgespräch wurde von einem Chefarzt und einer Chefärztin in einer so herzlichen und offenen Art geführt, dass man sich schnell einig war. Im September 2000 habe ich dann mit meiner Weiterbildung zum Psychiater und Psychotherapeuten begonnen und habe diesen Entschluss nie bereut.

Coach: Da kann man auch von Glück sprechen. Das heißt Sie gehen davon aus, ohne diese Stelle in der Psychiatrie wären Sie nicht einmal Facharzt geworden?

K: Ich wäre wohl Allgemeinmediziner mit einer Reihe von Zusatzbezeichnungen geworden. Dies war mir bezüglich der Medizin immer ein wenig zu allgemein, ich hätte immer Angst gehabt, auf einem Gebiet der Allgemeinmedizin keine Ahnung zu haben. Einige Zeit war ich Weiterbildungsassistent in einer allgemeinmedizinischen Praxis. Einmal konsultierte mich notfallmäßig ein Patient mit Herzrhythmusstörungen, welcher bisher beim Praxisinhaber, einem Praktischen Arzt, behandelt worden war, Während ich das EKG ableitete, meinte der Patient, dass ihm bisher sein neues Herz keine Schwierigkeiten gemacht habe. Ich habe den Transplantierten dann an das Zentrum geschickt, an welchem er operiert worden war. Was der Praxisinhaber nicht verstehen konnte. Er teilte meine Ansicht nicht, dass ein Herztransplantierter in die Hände eines Kardiologen gehört. Sie haben Recht, es war Glück, dass ich in der Psychiatrie gelandet bin.

Coach: Wie ging es dann weiter, Sie haben in der Klinik, in welcher Sie als Assistenzarzt begonnen hatten, doch so etwas wie Karriere gemacht, oder wie würden Sie das bezeichnen?

K: Wenn man unter Karriere das Zusammentreffen glücklicher Umstände und persönlicher Leistung versteht, ja. Wobei ich eher sagen würde, ich hatte massiv Glück gehabt. Nach Abschluss der Facharztausbildung 2005 räumte mir der damalige Chefarzt der Alterspsychiatrie viele Freiräume ein und machte mich zum Oberarzt. Ich habe sehr viel von ihm gelernt, und hätte auch gut bei ihm Oberarzt bleiben können. Ambitionen Chefarzt zu werden, hatte ich damals nicht. Aber ich musste mir eingestehen, dass ich bei der Arbeit mit älteren Menschen zunehmend Angst vor dem eigenen Altwerden bekommen hatte. Abhängigkeit ist ein Gefühl, mit welchem ich erst noch umgehen lernen muss.

Coach: Warum haben Sie Probleme sich vorzustellen, älter und / oder abhängig von anderen zu werden? Das ist doch ein natürlicher Vorgang.

K: „Natürlich" heißt nicht, dass es einfach ist. Meine Mutter ist 1933 geboren, mit 40 Jahren, also 1973, hat sie dann eine ungünstige Verlaufsform der Multiplen Sklerose entwickelt, etwa ab 1978 bis zu ihrem Tod 1982 lag sie mehr oder weniger gelähmt bei uns zuhause im Bett. 1981 versuchte sie sich mit zur Seite gelegten Schlaftabletten das Leben zu nehmen, sie wurde jedoch frühzeitig gefunden. Mir gab sie damals immer wieder die Schuld an ihrem Leiden- psychoneuroimmunologisch betrachtet mag sie zum Teil recht gehabt haben. Als Pubertierender war ich ein personifizierter Stressor. Meine Jugend war somit geprägt von einer vorwurfsvollen und verständlicherweise mit ihrem Unglück hadernden bettlägerigen Mutter. Mein Vater, zu dem mein Verhältnis in meiner Jugend eher mäßig war, sich dann aber zunehmend besserte, als ich seine bescheidene Art immer mehr schätzen lernte, war mit der Situation ebenfalls überfordert. Er sollte dann ab 1987 zunehmend vergesslich werden, spätestens 1990 konnte man von einem präsenilen Morbus Alzheimer sprechen. So war auch er mit knapp 60 Jahren auf fremde Hilfe angewiesen.
Ich wollte mich also wieder mit jüngeren psychisch Kranken beschäftigen, im Jahr 2008 wurde ich

Leitender Arzt einer Tagesklinik für Allgemeinpsychiatrie, also für Erwachsene zwischen 18 und 65 Jahren. 2010 wurde dann im selben Ort, an welchem sich bisher die Tagesklinik befand, eine Satellitenklinik des Haupthauses eröffnet, mit zwei zusätzlichen Stationen und einer großen Ambulanz. Es bot sich an, dass ich dort die Leitung übernahm, ich möchte das nicht irgendeiner Leistung zuschreiben. Als dann überraschenderweise der Chefarzt der Klinik für Allgemeinpsychiatrie und gleichzeitig ärztliche Direktor aus unterschiedlichen Gründen, aber wohl auch weil er die ermüdenden administrativen Auseinandersetzungen satt hatte, 2011 seine Stelle kündigte und sich niederließ, hatte ich eigentlich nicht vor, mich auf die vakant werdende Chefarztstelle zu bewerben.

Coach: Aber hatten Sie sich nicht auch auf eine andere Chefarztstelle beworben?

K: Stimmt, zwei Jahre zuvor war die Stelle für Suchtmedizin frei geworden, der ehemalige Stelleninhaber wünschte sich mich als Nachfolger. Auf sein Drängen hin habe ich mich dann beworben, bezüglich einer Rückmeldung wurde ich seitens der Verwaltung so lange hingehalten, dass ich schließlich die Bewerbung zurückzog. Es war mir einfach nicht wichtig genug gewesen.

Coach: Das wurde sicher nicht positiv wahrgenommen?

K: Davon gehe ich aus, allerdings gehört sich das nicht, Bewerber zu lange im Unklaren zu lassen. Jedenfalls war ich ambivalent bezüglich einer erneuten Bewerbung auf einen Chefarztposten.

Coach: Aber Sie haben sich dann doch beworben?

K: Stimmt, aus drei Gründen: Ich ging davon aus, als Chefarzt mehr therapeutische und planerische Freiheiten zu haben; ich dachte, bevor ich einen Vorgesetzten bekomme, welcher mir das Leben schwer macht, werde ich lieber selbst Vorgesetzter. Und dann hat mich der Geschäftsführer angesprochen, ich solle mich doch bewerben.

Coach: Das kann aber zumindest dahingehend bewertet werden, dass der Geschäftsführer Ihnen eine solche Tätigkeit zutraute. Ich möchte das Thema gleich nochmals aufgreifen. Mich würde zuvor jedoch noch interessieren: Gab es aus Ihrer Sicht noch andere Einflussgrößen, welche Sie geprägt haben, welche dazu führten, dass Sie geworden sind, wie Sie jetzt sind? Schule oder ähnliches?

K: Was mich sicher geprägt hat war meine Lehrzeit. Ich komme aus einer nicht-akademischen Familie, irgendwie hatte ich das Gefühl, dass meine Mutter - sie war die Dominante bei uns in der Familie - die Auffassung vertrat, dass das, was sie selbst nicht hatte haben können, auch andere - beispielsweise ihre Kinder - nicht haben sollten. Sie selbst wurde nach Abschluss der 9. Gymnasialklasse von der Schule genommen, um in der Versicherungsfirma, in welcher auch der Vater tätig war, eine Ausbildung zu beginnen. Nur durch die nachhaltige Fürsprache meines Klassenlehrers durfte ich aufs Gymnasium, eigentlich wäre die Realschule vorgesehen gewesen. Und mir wurde, ebenfalls in der 9. Klasse, ein Brief an meinen Klassenlehrer mitgegeben, dass man bitte meine Schulzeit zum Ende des Schuljahres als beendet zu betrachten habe. Es gelang dann meine Eltern davon zu überzeugen, dass zumindest die mittlere Reife einen sinnvollen Schulabschluss darstellt. Mein Vater betonte - nicht ganz zu Unrecht - dass eine Berufsausbildung nicht schadet. Bezüglich der Berufswahl wurden mir keine Auflagen gemacht.

Coach: Warum sind Sie Koch geworden?

K: Sehr pragmatische Gründe: Zum einen war Mathematik mein schlechtestes Fach, zum anderen wollte ich eine Lehre machen, welche mich dazu zwang, am Wochenende arbeiten zu müssen. Dies befreite mich von der Pflicht, mit meinen Eltern diese Tage in unserem Schrebergarten mit Gartenarbeit zu verbringen. Am ersten Arbeitstag wusste ich, das wird kein Spaß. Lehrjahre sind keine Herrenjahre. Aber im Operationssaal ist die Stimmung teilweise nicht anders als in einer Küche - statt eines Skalpells fliegen eben die Messer. Nach zwei Wochen wurde ich von meinem Küchenchef wegen meiner aus seiner Sicht zu langsamen Auffassungsgabe an einen Nachbarbetrieb verliehen. Kein Thema war die Lehre abzubrechen - es war vollkommen klar, das stehst du durch. Die Zeit war nicht spaßig, als Lehrling musste man morgens um 10 Uhr Bier holen – für alle. Und natürlich mittrinken. Abends ging es eigentlich mit dem Biertrinken weiter. Aber als Lehrling war man mit den kalten Speisen beschäftigt und konnte sich in einen Raum abseits vom Herd zurückziehen und blieb nüchtern. Am schwierigsten war Ignoranz, und die damit verbundene Arroganz. Als ich einmal meinen Chef fragte, warum der Hummer beim Kochen rot wird, meinte er nur, ich soll nicht so blöde Fragen stellen, sondern zuerst lernen, Nudelsuppe zu kochen. Aus heutiger Sicht muss ich ihm sogar Recht geben, das Problem war, er hatte einfach keine Ahnung. Jedenfalls schloss ich meine Lehre trotzdem mit sehr gutem Ergebnis ab, und am Tag nach der Prüfung packte ich meinen Messerkoffer und verließ den Betrieb. Später habe ich zum Geld verdienen eher gekellnert. Im Nachhinein betrachtet war die Lehrzeit eine wichtige Periode in meinem Leben - in Bezug auf die letzten drei Jahre meiner ärztlichen Tätigkeit allerdings eher ein Risikofaktor. Die Lehre hat mir klargemacht, dass du dich in allererster Linie auf dich selbst verlassen solltest und es wenig im Leben gibt, was umsonst ist. Ich möchte die Erfahrung nicht missen, wenngleich weniger als drei Jahre auch o.k. gewesen wären. Anschließend hatte ich wieder Glück – eines Abends nach der Arbeit war ich mit Kollegen noch ein Bier trinken, vor der Kneipe hatte eine Frau Schwierigkeiten einen Reifen zu wechseln, wir kamen anschließend ins Gespräch über Kochen, Küche, Ernährung. Ich erzählte ihr von meinem Wunsch, das Abitur zu machen. Einen Monat später hatte ich die Zusage an ihrer Schule - einem hauswirtschaftlich-ernährungswissenschaftlichen Gymnasium und konnte meine Schulausbildung fortsetzen. Ich war für die Schule höchst motiviert, wieder lernen zu dürfen, mein Abiturdurchschnitt war deshalb deutlich besser, als ich ihn ohne Lehre hätte erreichen können.

Coach: Wann haben Sie Burn-Out Symptome an sich wahrgenommen, welche waren das? Was haben Sie unternommen?

K: Das lässt sich nicht so einfach sagen, man kennt das ja, dass man in manchen Nächten nicht so gut schläft, früh morgens aufwacht, obwohl man eigentlich gerne weiterschlafen würde, und auch nicht wirklich ausgeschlafen ist. In den Zeiten, als ich noch Nachtdienst machen musste, war nach den Nächten mein Schlafrhythmus auch etwas durcheinander. In den letzten drei Jahren habe ich mir die Hintergrunddienste für eine Klinik - welche am weitesten entfernt von meinem Wohnort ist - 80 km - mit zwei Oberärzten geteilt. Hintergrunddienst bedeutet Telefonbereitschaft und wenn nötig auch das persönliche Erscheinen in der Klinik bei Notfällen, bei welchen der Vordergrunddienst, meist ein Assistenzarzt, Unterstützung benötigt. Mit zwei Kollegen den Hintergrunddienst zu teilen bedeutet, dass jeder von uns ein Drittel des Jahres, also rund 17 Wochen Hintergrunddienst zu leisten hatte. Nachts muss man nur selten in die Klinik, allerdings natürlich jedes Wochenende, um die neuen Patienten zu sehen - das bedeutet schon mal mindestens 17 Mal an den Wochenenden. Und natürlich muss man 24 h telefonisch erreichbar sein. Wegfahren ist da nicht. Davon abgesehen konnte ich mir meine Arbeitszeit als Chefarzt von 2012 bis Anfang 2015 recht gut einteilen. Ich nenne das gerne eine Job-Flatrate. Bei einem Festgehalt darf man arbeiten so viel man möchte, mindestens jedoch 42 Stunden in der Woche. Flatrate hat in diesem Fall bedeutet, dass ich eine durchschnittliche Arbeitszeit von rund 60 Stunden pro Woche hatte. Dazu kommt noch die Fahrzeit zu jedem der einzelnen der 4 Klinikstandorte von mindestens 10 Stunden. Wirklich aufgefallen ist mir dann insbesondere Ende 2013, aber auch durch das gesamte Jahr 2014 hindurch, dass ich nicht mehr abschalten konnte. Die Klinik war immer präsent. Mindestens seit Frühjahr 2014 wachte ich mehr oder weniger jeden Morgen zwischen drei und vier Uhr in der Frühe auf, grübelte - logischerweise unproduktiv – über Probleme und Angelegenheiten der Klinik nach. Im Frühjahr 2013 bin ich mit einer schweren Erkältung wieder zu früh in die Klinik, der Internist diagnostizierte später eine Aortenklappen-Stenose, welche häufig im Verlauf einer Infektion entsteht. Das ist einfach ärgerlich und trug dazu bei, dass ich mir immer wieder über Sinn und Zweck meiner Tätigkeit Gedanken machte. Ab Frühjahr 2014 musste ich zusätzlich bis zum Spätsommer auf der Akutstation nacheinander drei Oberärzte vertreten, welche aus unterschiedlichen Gründen die Oberarzttätigkeit aufgegeben hatten.

Coach: Zwischenfrage - mussten Sie vertreten oder meinten Sie zu müssen, gab es keine andere Möglichkeit? Es ist ja nicht unbedingt üblich, dass ein Chefarzt seine Oberärzte vertritt, das machen doch normalerweise die Oberärzte untereinander?

K: Das ist korrekt. Aber ich war - zumindest seinerzeit - voll davon überzeugt, dass es meine Aufgabe ist, die Funktionstüchtigkeit der Klinik und ihrer Stationen aufrechtzuerhalten und meine anderen Oberärzte zu schützen, damit diese mir nicht auch noch kündigen. Ich war für 8 Stationen mit rund 200 voll- und teilstationären Patienten sowie mehrere Ambulanzen verantwortlich. Vielleicht können wir auf dieses Thema gleich nochmal eingehen. Jedenfalls hatte ich spätestens seit Sommer 2014 das Gefühl, dass meine ganzen Bemühungen umsonst gewesen waren, im Gegenteil, dass meine Mitarbeiter zunehmend Unzufriedenheit darüber äußerten, dass ich zu wenig vor Ort sei. Das ist sicher berechtigt gewesen. D.h. zu meiner eigenen Unzufriedenheit addierte sich die meiner Mitarbeiter - ein für mich unerträglicher Zustand. Dazu kamen zunehmende Selbstzweifel, und wenn man dafür empfänglich ist, nimmt man entsprechende Kritik von dritter Seite unverhältnismäßig stark wahr. Als klar wurde, dass zum Ende des Jahres 2014 eine weitere oberärztliche Kollegin aufgrund der für sie nicht mehr erträglichen Zustände in der Klinik - sie war für die Akutstation zuständig - das Haus verlassen würde, bekam ich körperliche Symptome: Kurzatmigkeit, Herzklopfen. Natürlich erhöhter Blutdruck, trotz des Versuches regelmäßig

Sport zu treiben. Auch dieser Ausgleich gelang mir aufgrund der Zeitknappheit immer weniger.

Aus dem Abstand heraus würde ich heute auch sagen, dass mein Denken zunehmend eingeengt und für Alternativen nicht mehr ausreichend offen war. Es war für mich klar, dass sich an der Situation auch in Zukunft nichts nachhaltig ändern würde, und ich meiner Funktion als Chefarzt - so wie ich sie für mich definiere - nicht nur für den Augenblick, sondern auch zukünftig nicht mehr nachkommen können würde. Einer Kündigung meinerseits als letztem Ausweg kam glücklicherweise eine Stellenausschreibung an einem Ministerium als Referent für Psychiatrie zuvor.

Coach: Warum haben Sie nie eine Überlastungsanzeige gestellt? Das hätte dazu geführt, dass nicht mehr Sie, sondern eher Ihre Vorgesetzten für mögliche Fehler hätten verantwortlich gemacht werden können?

K: Keine Ahnung. Ehrlich gesagt, das ist für mich nie ein Thema gewesen, das habe ich nie in Betracht gezogen. Vielleicht, weil ich eine Überlastungsanzeige durch mich als eine Kapitulation empfunden hätte: Du hast es nicht geschafft. Blödsinn, aber so war das eben. Das ist eigentlich nicht logisch, das wäre ein besserer Weg gewesen. Manche meiner Oberärztinnen hatten damit nicht so ein Problem. Die sind selbstachtsamer als ich.

Coach: War die Einnahme von Antidepressiva oder Schlafmittel für Sie ein Thema, oder waren Sie suizidal? Haben Sie sich an Kollegen oder Freunde gewandt?

K: Die Einnahme von Medikamenten war nie ein Thema, natürlich auch nicht von Schlafmedikamenten. Ob ich so suizidal war? Ich würde es als latent lebensmüde bezeichnen. Oder konkret eher hilflos, ohnmächtig, bar jeder Unterstützung. Ich wäre sicher nicht absichtlich mit dem Auto gegen einen Baum gefahren oder hätte mir sonst auf irgendeine Weise aktiv das Leben genommen. Aber so Gedanken wie - du hast eigentlich alles erreicht im Leben, mehr als du je geplant hattest zu erreichen - wenn jetzt Schluss wäre, wäre das nicht schlimm. Und ich fühlte mich zunehmend als Belastung für meine Umgebung - auch für meine Familie. Man trägt das Thema mit nach Hause - es wird lebensbestimmend. Und man wird unachtsam gegenüber den Belangen anderer, kognitiv dreht man sich nur noch um sich selbst. Bzw. - konkreter ich habe mich nur noch damit beschäftigt, wie ich mich in der Klinik von einer Woche zur nächsten hangeln kann. Mir ist auch die Freude an allem anderen irgendwie abhandengekommen, selbst Freunde zu treffen, fiel mir zunehmend schwer und ich habe die Kontakte immer mehr vernachlässigt.

Coach: Was hat Ihre Familie bemerkt?

K: Meiner Familie ist das nicht entgangen, die sind ja nicht blöd, die kennen mich ja. Dass ich mich in Dinge reinhänge, es allen recht zu machen versuche, meine eigenen Grenzen nicht wahrnehme, das ist meiner Frau und meinen Kindern bekannt. Allerdings hat sich meine Frau zunehmend Sorgen gemacht. Sie meinte, sie hätte keine Lust, ihren Ehemann so zu verlieren wie ihren Vater, welcher mit Mitte 50 an einem Herzinfarkt starb. Immer einfach gesagt, etwas zu ändern. Die Umstände in der Klinik und meine eigene Persönlichkeit haben es mir diesbezüglich nicht leichtgemacht.

Coach: Ich möchte noch einmal zusammenfassen: Neben den von Ihnen beschriebenen körperlichen Anzeichen einer akuten und chronischen Überlastung wie erhöhter Blutdruck, Herzklopfen, Gefühl des Leistungsknicks, dann die möglicherweise arbeitsbedingte Aortenklappenstenose fanden sich psychische Symptome wie Schlafstörungen, Grübelneigung, Einengung des Denkens. Sie berichten über Lustlosigkeit, dass es Ihnen schwer gefallen ist, den Kontakt zu Freunden aufrechtzuerhalten und Sie berichten zumindest über lebensmüde Gedanken. Gleichzeitig gehen Sie von einem Leistungsknick aus und einer zunehmend negativen Selbsteinschätzung. Kennen Sie das von sich?

K: Ich gehe davon aus, dass jeder in seinem Leben ab und zu solche Krisen hat, insbesondere bei der Übernahme neuer Tätigkeiten oder einer Änderung der Lebensumstände wie Scheidung, Berentung, Auszug der Kinder etc. Ich muss davon ausgehen, dass es sich aufgrund meiner Grundeinstellung eher um ein Burn-Out und nicht um eine Depression gehandelt hat. Dafür spricht auch, dass es mir nach Wechsel der Arbeitsstelle schlagartig besser ging. Wenn ich mir überlege, wie häufig ich heute an die

Klinik und meine – ehemaligen - Mitarbeiter denke und wie häufig an die jetzige Arbeitsstelle dann überwiegt noch immer die Klinik. Das schleppt man noch eine Weile mit sich herum.

Coach: Bedeutet das auch, dass Sie sich jetzt wieder motiviert fühlen?

K: Ich hatte auch während meiner schweren Zeit immer wieder Phasen, in welchen ich mich zusammengerissen habe und motiviert war. Das ist eigentlich mein Grundzustand. Aber es ist schon so, dass dieser mir am Schluss verloren gegangen ist. Bei der neuen Stelle war ich etwas skeptisch, ob das überhaupt für mich passt. Und es passt sehr gut. Sicher nicht für ewig. Ich habe sogar das Gefühl, dass ich momentan an dieser Stelle für meine Klinik mehr tun kann, als es mir zuletzt noch als Chefarzt möglich gewesen ist,

Coach: Das bedeutet, Sie haben die Klinik nicht im Ärger oder Streit verlassen?

K: Wie man's nimmt. Mit den maßgeblichen Leuten - diese lassen sich an den Fingern einer Hand abzählen - hatte ich sehr wohl einen massiven Konflikt. Und der ist auch bis heute nicht aus der Welt geschafft. Aber so ist das immer, oder wie der Koch sagt - ein einziger fauler Fisch genügt, um eine Suppe zu verderben. Klingt hart, aber ich denke dieser Meinung waren meine Vorgesetzten auch. Lach.

Coach: D.h. somit ist alles gut?

K: Nicht wirklich. Wenn ich das jetzt so stehen lasse, würde zumindest ich für mich nichts daraus lernen.

Coach: Reicht es Ihnen nicht aus, dass es Ihnen jetzt wieder gut geht, unter anderen beruflichen Umgebungs- und Arbeitsbedingungen, bei wahrscheinlich unverändertem privatem Netzwerk und familiären Lebensbedingungen? Damit hätte man den Verursacher Ihres Burn-Outs identifiziert und könnte zur Tagesordnung übergehen.

K: Klar, wir sind uns einig, dass es so einfach nicht geht. Ich werde mich und meine individuelle Persönlichkeitsstruktur an jede weitere Arbeitsstelle mitnehmen. Das Szenario der letzten drei Jahre darf sich nicht wiederholen. Auf der anderen Seite möchte ich herausarbeiten, was insgesamt schiefgelaufen ist.

Bis zu dieser Stelle verlief das Gespräch als allgemeine Einführung, wie es zum Burn-Out gekommen ist. Sie kann sozusagen als erläuternder Vorspann betrachtet werden. Was nun folgt ist ein Gespräch, welche schwerpunktmäßig die Opfer-Perspektive des Betroffenen in den Mittelpunkt stellt.

Der Fall K aus der Opfer-Perspektive

Coach: Sie sagen, das Ihnen daran gelegen ist, diese letzten drei Jahre nochmals aufzuarbeiten. Beginnen wir doch nochmal bei Ihrer Definition von Chefarzt. Was macht Ihrer Meinung nach einen Chefarzt aus bzw. wie möchten Sie als Chefarzt gerne gesehen werden?

K: Die Chefärzte, mit welchen ich bisher zu tun hatte, waren von Ausnahmen abgesehen, glücklicherweise meist angenehm. Zwei davon hatte ich in der Psychiatrie, sie waren mir wirkliche Vorbilder - menschlich und therapeutisch. Der eine war mein Vorgesetzter in der Alterspsychiatrie, der andere hatte ebenfalls als Assistent vor vielen Jahren in der Klinik angefangen und war am Schluss seiner Tätigkeit Chefarzt und stellvertretender ärztlicher Direktor gewesen. Trotzdem hat er sich bis zum heutigen Tag seine Freundlichkeit und Bescheidenheit bewahrt. Mit beiden fühle ich mich bis heute freundschaftlich verbunden. Sie hatten beide keine Chefallüren, gingen wohl beide wie ich davon aus, dass wir auf einem OP-Tisch im hinten offenen Flügelhemdchen alle gleich aussehen. Beide brachten mir die Psychiatrie näher, beide machten und machen sich immer wieder Gedanken über die Frage, wo „normal" endet und „krankhaft" beginnt, beide waren gegenüber den Patienten ebenso wie den Mitarbeitern gegenüber menschlich zugewandt, zeigten Grenzen auf, wenn dies notwendig war, versuchten Gewaltarmut zu leben und im Umgang mit Patienten und Mitmenschen zu lehren und hielten Gewaltfreiheit genauso wie ich für ein theoretisches Konstrukt, allenfalls für einen approximativen Prozess, der als Zustand nie erreicht werden kann. Überzeugt hat mich ihre Konstruktivität im Dialog, was nur der sich leisten kann, der weiß, was er weiß und nicht weiß und trotzdem offen ist für die Meinungen anderer und es nicht nötig hat seine Meinung unbedingt durchzusetzen. Und überzeugt haben mich ihre Authentizität, die Zweifel bezüglich mancher Entscheidungen und der Versuch, es trotzdem so gut wie möglich zu machen. Der Umstand, dass sie nicht nur redeten, sondern Dinge ausprobierten, und wenn es nicht funktioniert hat, eben wieder gestoppt haben. Wichtig war mir immer auch ausreichende Fachlichkeit, aber das ist sozusagen die Grundvoraussetzung, ist Basic. Ein Chef muss nicht immer alles wissen, aber er sollte die Souveränität besitzen, auch nachzufragen und seinen Mitarbeitern Spezialistentum auf ihren Gebieten zuzugestehen und dieses auch wertzuschätzen. Und von einem Chef erwarte ich, dass er in seinem bescheidenen Rahmen versucht, die Psychiatrie weiterzuentwickeln, dass er neue Anregungen und Anstöße gibt. Er sollte motivieren und begeistern können.

Dies alles habe ich auch versucht, und die Rückmeldungen meiner Mitarbeiter waren insgesamt auch eher positiv. Nur das mit dem Begeistern war zum Schluss kein Thema mehr für mich. Das wäre nicht mehr authentisch gewesen. Übrigens teile ich die Auffassung meines gegenwärtigen ärztlichen Direktors nicht, dass ein Chef narzisstisch sein muss. Manchmal ist er einfach gut und wird Chef, oder er ist schlecht, aber es gibt keinen noch schlechteren, der den Job machen kann, und wird auch Chef. Das muss nichts mit Narzissmus zu tun haben.

Coach: Das sind hehre Ziele. Welche Anregungen haben Sie denn den Menschen gebracht, die mit Ihnen zu tun hatten?

K: Mir war und ist der Blick über die Grenzen wichtig, über die Grenzen bezüglich Normalität und Nicht-Normalität und über ethnische und religiöse Grenzen. Ich denke durch meine Arbeit in Flüchtlingslagern und als Religionswissenschaftler geschieht es ganz automatisch, dass diese Aspekte in die tägliche Arbeit mit einfließen. Vielleicht kommt daher meine Motivation immer weiter zu machen, aus dem Bewusstsein heraus, dass andere diese Freiräume und diese Freiheiten nicht haben und ich in der glücklichen Lage bin, sie nützen zu dürfen und sie deshalb auch nützen muss.

Coach: Widersprechen Sie sich dabei nicht selbst, Sie sprechen von Freiräumen, welche ja wohl nicht mehr vorhanden gewesen sind, oder?

K: Das ist vollkommen korrekt. Ich denke, wenn man einen Job hat, beispielsweise am Fließband, weiß man von vornherein, die Freiräume sind überschaubar und begrenzt. Wahrscheinlich war es idealistisch anzunehmen, als Chefarzt habe man Freiheiten. Aber ich war nicht bereit und bin es bis heute nicht, diesen Traum aufzugeben. Leider stand am Schluss meiner Tätigkeit der „Kampf ums Überleben" – konkret: die von mir gesehene Notwendigkeit, immer wieder Kollegen vertreten zu müssen. Also genau das Gegenteil von Freiheit. Nur war – aus meiner Perspektive – die Einschränkung der Freiräume hausgemacht.

Coach: Hat Ihr Vorgesetzter somit Recht, wenn er konstatiert, dass Sie nicht in der Lage sind oder waren zu delegieren, was nun mal eine wichtige Fähigkeit eines leitenden Mitarbeiters darstellt?

K: Diesen Vorwurf muss ich zum Teil gelten lassen. Allerdings machen es sich die Vorgesetzten zu leicht, wenn sie meinen, man könne einfach delegieren. Insbesondere ärztliche Verantwortung lässt sich nicht delegieren, aber das ist für einen Nichtmediziner teilweise schwer nachvollziehbar.

Coach: Sie meinen damit Ihren Geschäftsführer? Bitte klären Sie mich kurz über die hierarchische Struktur Ihrer Klinik auf.

K: *hieros*, bedeutet „heilig" und ἀρχή, *archē*, „Führung, Ordnung". Diese heilige Ordnung findet sich heute noch in der katholischen Kirche, in Gerichten, bei Ferrari und in Krankenhäusern. So muss man sich eine Klinik vorstellen. Ganz oben steht der Geschäftsführer, welcher für die Gesamtleitung zuständig ist und mehr oder weniger die wirtschaftliche Verantwortung trägt. Und in meinem Fall von Medizin keine wirkliche Ahnung hat. So meinte er einmal, ich solle mich nicht so anstellen, er habe drei psychiatrische Zentren mit fast 2000 Betten zu versorgen, und ich nur lächerliche vier Kliniken mit gerade 200 Betten. Nur, dass ich ärztlich für diese verantwortlich war. Der Vergleich ist somit Blödsinn. Unter dem Geschäftsführer steht der ärztliche Direktor, welcher in vielen Kliniken aus dem Kreis der Chefärzte auf Zeit gewählt und vom Geschäftsführer dann ernannt wird. Alternativ kann diese Position rotierend besetzt werden. In unserer Klinik wurde für diese Position vom Geschäftsführer – er darf das – ohne Rücksprache mit den übrigen Chefärzten mit einem Chefarzt besetzt, welcher die kleinste Klinik zu versorgen hatte, damit er sich den Aufgaben des ärztlichen Direktors, sprich der Repräsentation der Klinik nach außen, besser widmen kann. Wie gesagt, die Struktur in einem Krankenhaus ähnelt ein wenig der in der katholischen Kirche, die Demokratie ist da noch nicht angekommen.

Coach: Haben Sie ein Problem mit dieser Struktur?

K: Ich habe ein Problem mit Hierarchien, in welchen Menschen mit dem Machtzuwachs nicht umgehen können. Wahrscheinlich ist das meine totale Ablehnung von arrogantem und selbstgefälligem Verhalten. Ich habe in den Flüchtlingslagern weltweit gelernt, dass es manchmal einfach nur Glück ist, ob man diesseits oder jenseits des Stacheldrahtes lebt, geboren wird, stirbt, leidet. Allerdings muss ich nicht weit reisen, um die Ungerechtigkeit zu sehen. Ich versuche mir immer wieder zu vergegenwärtigen, dass ich nichts, aber auch gar nichts dazu beigetragen habe, in den 60er Jahren 400 km weiter im Westen geboren worden zu sein, als die Menschen, welche die Niederschlagung des Prager Frühlings und dessen Folgen erleben mussten. Dass Menschen mit Macht nicht umgehen können, das kann einem aber überall, auch bei demokratisch gewählten Führern passieren. Konkret zu Ihrer Frage: Problematisch wird für mich eine solche Struktur, wenn der Vorgesetzte, welche eigentlich ohne eine bessere Qualifikation zum Vorgesetzten wird, sich paternalistisch und belehrend verhält.

Coach: Haben Sie ein Problem mit Vorgesetzten im Allgemeinen?

K: Definitiv nein, mit den meisten meiner Vorgesetzten bin ich sehr gut ausgekommen und diese auch mit mir. Aber Arroganz und Ignoranz sowie einschüchterndes Verhalten kann ich nicht akzeptieren.

Coach: Von wem sprechen Sie - habe ich verstanden, dass Sie zwei schwierige Vorgesetzte hatten, gab es keine weiteren - ich möchte sie mal als „Gegner" oder „Kontrahenten" bezeichnen? Überhaupt denkt man, ein Chefarzt ist nun mal Chefarzt und damit eben Chef, also mächtig, mit dem letzten Wort.

K: In der Klinik ist man als Chefarzt in einem Verbund weiterer Chefärzte und Chefärztinnen gleichberechtigt. Früher war man teilweise auch noch der Leiter der Klinik. Das hat sich geändert, meist gibt es - gleichberechtigt - noch Pflegeleitungen. Übergeordnet sind die Mitglieder der so genannten Direktion, welche mir zumindest theoretisch vorgesetzt waren. Lediglich mit der Pflegedirektion hatte ich immer wieder zu tun, da der Pflegedirektor eine Zeit lang gleichzeitig auch mein Dualer Partner in der Pflege war. Dies bedeutet, dass die Pflegedienstleitung und die ärztliche Leitung gleichgestellt sind. Was aber auch bedeutet hat, dass es keine wirkliche Gleichberechtigung gab, da die Pflegedienstleitung in Personalunion jederzeit bei Konflikten die Direktorenkarte ziehen konnte, mir als Pflegedirektor vorgesetzt war und das letzte Wort behielt.

Coach: Geschah das häufig?

K: Nein, das geschah selten. Aber es machte mich zum zahnlosen Tiger. Über Monate hatte ich beispielsweise angemahnt, dass man Pflegekräfte für den Nachtdienst ausbilden müsste, damit eine zu eröffnende Klinik zum geplanten Termin ihren Dienst aufnehmen kann. Ich wurde diesbezüglich immer wieder vertröstet, und bildete schließlich die Leute in rund 100 Stunden selbst aus. Und übernahm teilweise noch deren Nachtdienste. Ich werfe meinem Pflegekollegen gar nicht vor, dass er das nicht auf die Reihe bekommen hat, er hatte damals auch genug andere Probleme. Aber er hat mich damit allein gelassen, hätte er gesagt o.k., wir brauchen eine andere Lösung, hätte man sich um Alternativen kümmern können. Das ließ er jedoch nicht zu. Dann habe ich die Hauptarbeit übernommen, und am Ende wird mir vorgeworfen nicht delegieren zu können. Aber ich möchte ihm eigentlich keinen Vorwurf machen, da er mir insgesamt eigentlich sympathisch ist. Und die anderen Direktionsmitglieder und zwei Chefärzte, sie haben sich bedeckt gehalten und sich nicht getraut etwas zu sagen. Kritik im Dunstkreis des Geschäftsführers war tabu - so meine subjektive Einschätzung.

Coach: Sie möchten damit andeuten, dass die anderen Vorgesetzten Angst vor der Geschäftsführung hatten?

K: Angst ist vielleicht der falsche Ausdruck. Ein Beispiel: Als ich mich auf die Stelle im Ministerium beworben hatte, gab es ein Gespräch mit dem Geschäftsführer und zwei weiteren Direktionsmitgliedern. Alle saßen, der Geschäftsführer baute sich vor mir auf, warf mir vor, dass ich es ja wohl nicht hinbekäme, eine Klinik zu organisieren, ich mit der Versorgung der Kliniken überfordert sei und er mich auch nicht weiter als Chefarzt in diesem Bereich sehen möchte. Versuchte mich dadurch unter Druck zu setzen, dass er meinte, ich habe mit der Bewerbung ans Ministerium meine Chefarztstelle gekündigt. Die Vorwürfe waren aus der Luft gegriffen und ungerecht. Es ging um Einschüchterung. Keines der anderen Direktionsmitglieder hat einen Einwand erhoben.
Ein weiteres Beispiel: Seit Übernahme der Chefarztstelle kämpfte ich um die Verlegung einer geschlossenen Station vom ersten Stock des Gebäudes in das Erdgeschoss, was bedeutet hätte, dass Patien-

ten, welche die Station nicht verlassen dürfen, zumindest in einen vorhandenen Garten gehen könnten, um sich die Beine zu vertreten, eine Zigarette zu rauchen oder einfach mal frische Luft zu schnappen. Das hätte die Notwendigkeit von Fixierungen, Zwangsmedikationen reduziert und eine friedlichere Atmosphäre geschaffen. Dieser Umzug war mir versprochen worden, ich hatte meinen Mitarbeitern gegenüber diesbezüglich eine Bringschuld. Über Jahre drängte sich nicht nur mir das Gefühl auf, die Direktion sitzt dieses Problem aus. Als ich auf einer betriebsinternen Leitungstagung 2014 dieses Forum nutzte, endlich einen Termin für den Umzug festzulegen, gelang mir dies zum Unmut einiger Beteiligter. Es war weder eine egoistische noch sinnlose, sondern eine für Patienten und Mitarbeiter notwendige Forderung, die auch nicht aus dem Blauen gegriffen, sondern ein Teil einer Zusage gewesen war. Im Anschluss an die Tagung meinte dann der Geschäftsführer im Beisein anderer Leitungskräfte zu mir, dass er sich von mir nicht erpressen lasse.

Coach: Mit welchen Eigenschaften würden Sie Ihren Geschäftsführer beschreiben?

K: In seinem Verhalten mir gegenüber berechnend, definitiv einschüchternd, ignorant und wenn nötig arrogant. Ignoranz im Sinne von unwissend, desinteressiert. Kann ich allerdings nachvollziehen, er möchte seine Ruhe haben, die Kliniken müssen funktionieren, dafür hat er seine ärztlichen Direktoren und Chefärzte. Details sind für ihn irrelevant.

Wie gesagt er hat drei Zentren zu betreuen, das kann ich zum Teil nachvollziehen.

Coach: Harter Tobak. Aber immerhin hat er Sie zum Chef gemacht, d.h., eine gewisse Wertschätzung muss da gewesen sein, oder was meinen Sie? Wie sind Ihre Begegnungen mit ihm bisher verlaufen?

K: Meine erste Begegnung hatte ich noch in meiner Assistentenzeit, da wurde ich zu ihm gerufen, er erklärte mir, dass mein Neurologie-Jahr aus betrieblichen Gründen um ein Jahr verschoben werden musste. Um Psychiater zu werden muss man als Arzt ein Jahr in der Neurologie gearbeitet haben, die Verschiebung um ein Jahr hätte bedeutet, dass ich ein Jahr später meine Facharztweiterbildung abgeschlossen hätte, ich war damals schon 10 Jahre älter als der durchschnittliche Assistenzarzt. Jedenfalls war ich dazu nicht bereit. Woraufhin er meinte, ich solle mich nicht so aufblasen. Ehrlich gesagt, in diesem Ton rede ich mit niemandem, auch nicht mit einer Reinigungskraft. Die zweite „Begegnung" war, als ich meine Bewerbung auf die Chefarztstelle in der Suchtmedizin zurücknahm, weil ich des Hin und Her und der fehlenden Rückmeldung überdrüssig geworden war. Ich habe nur über Dritte mitbekommen, dass er wohl ausgerastet sei, und gemeint habe, was mir wohl einfalle. Aber wie gesagt, diese Information habe ich nur von Dritten. So bestimmte er, dass ich in eine Kommission zur Entwicklung der Psychiatrie im entsprechenden Bundesland als Vertreter des Hauses gehen sollte, und so bestimmte er, dass ich mich auf die Chefarztstelle in der Allgemeinpsychiatrie bewerben sollte. Das kann man Förderung nennen, oder aber auch das Verschieben von Schachfiguren nach Gusto auf dem Brett. Wenn ich es mir richtig überlege, ein gutes Gespräch, in welchem er sich dafür interessiert hätte, was ich gerne machen würde, gab es nie. Bei Unterzeichnung des Vertrages wollte er, dass alle abzuleistenden Nacht- und Wochenenddienste in meinem Gehalt eingeschlossen sein sollten. Glücklicherweise hatte der damalige Personalchef den Mut, ihn darauf hinzuweisen, dass diese Dienste eine umfangreiche Mehrarbeit von mir erfordern würden und dass diese extra vergütet werden sollten. Ich denke seine Vorstellung war einfach, dass ich zum einen leistungsfähig bin, und dass es zum anderen niemanden gab, der diese Aufgabe, eine Klinik mit vier Standorten zufriedenstellend zu leiten, übernehmen wollte. Und nach Vertragsunterzeichnung war für ihn das Thema abgeschlossen, er wollte sich damit nicht wieder beschäftigen, und jeder Kontakt meinerseits, häufig verbunden mit Bitten und – aus meiner Sicht notwendigen - Forderungen, waren für ihn nur noch lästig.

Coach: D.h. prinzipiell hatten Sie mit ihm gar nicht so viel zu tun, Ihr hauptsächlicher Ansprechpartner war dann wohl der ärztliche Direktor, oder? Beschreiben Sie Ihr Verhältnis zu ihm.

K: Ja. Dieses ist deutlich komplizierter als zum Geschäftsführer. Unser ärztlicher Direktor kommt von der Uniklinik, und ich habe oft das Gefühl gehabt, er versteht mich gar nicht, wenn ich von den Bedürfnissen in peripheren Kliniken der Grundversorgung gesprochen habe. An der Uni gehen die Uhren anders, es gibt deutlich mehr Personal, die Notwendigkeit jederzeit Patienten aufzunehmen und behandeln zu müssen betrifft nur wenige, man hat die Möglichkeit, sich um spezifische Patienten intensiv zu kümmern. Die Auseinandersetzung mit Behörden, mit dem Alltag der Patienten, alles das unterscheidet sich von einem Krankenhaus auf dem platten Land. An den peripheren Standorten macht man teilweise nur Feld-, Wald- und Wiesen-Psychiatrie. Grundversorgung eben. Da kann man Patienten teilweise nicht nach Hause entlassen, weil das soziale Umfeld den Patienten ablehnt oder weil es einfach kein Zuhause gibt. Therapeutisch sind mein Direktor und ich uns gar nicht so fremd - während er allerdings von einer Gewaltfreiheit spricht und jeden Zwang gegenüber Patienten kritisiert, versuche ich realistischer gewaltarm zu handeln. Mit dem Erfolg, dass innerhalb von 3 Jahren die Zwangsmaßnahmen um 2 Drittel reduziert werden konnten. Man hätte noch erfolgreicher arbeiten können, wenn er einem Umzug einer geschützten Station zugestimmt hätte. Aber er sitzt Dinge lieber aus, zaudert. Trotzdem - es gibt zahlreiche Ideen, die wir teilen - Umgang mit Patienten, Umgang mit Zwangsmaßnahmen, Ambulantisierung.

Coach: Wo ist dann das Problem - ist es Neid oder Konkurrenz?

K: Wir hatten einen gänzlich schlechten Start, welchen ich ihm immer wieder vorwarf, und er hat genauso regelmäßig genervt auf den Vorwurf reagiert - nachvollziehbar. Seine Ernennung wurde uns vom Geschäftsführer mitgeteilt, der ärztliche Direktor sei nun unser direkter Ansprechpartner in allen Belangen, und eben auch unser fachlicher und administrativer Vorgesetzter. Im ersten Telefonat mit ihm in dieser Funktion, teilte er mir mit, dass er zum einen jetzt für bestimmte Funktionen zuständig wäre und diese nicht mehr meine Aufgaben seien, zum anderen, dass die ärztliche Weiterbildung nun in seiner Hand läge. Ich möchte hier nicht auf Details eingehen, über welche man diskutieren könnte. Es ging um die Art und Weise. Erinnert mich ein bisschen an die Übernahme eines Löwenrudels durch ein neues Alpha-Tier. Allerdings muss ich sagen, dass er sich in das therapeutische Arbeiten nur sehr selten eingemischt hat.

Coach: Nochmals die Frage – bestand Neid, Konkurrenz?

K: Ich war nie neidisch auf seine Position und bin es bis heute nicht. Ich kenne meine Qualitäten, möchte diese aber auch wahrgenommen sehen. Und das war wahrscheinlich unser Problem - er hat sich von mir nicht akzeptiert gefühlt und ich mich nicht von ihm. Wissenschaftlich spielt er nicht in meiner Liga, und administrativ ich nicht in seiner. Damit hätten wir es eigentlich bewenden können, wir hätten versuchen sollen, uns gegenseitig wertzuschätzen. Was auch immer wieder gelungen ist. Und dann kam eine Äußerung oder ein Telefonat oder eine E-Mail meinerseits und er war aufgebracht. Oder mir ging es so mit seinen Belehrungen. Wir hatten alle zwei Wochen einen Jour fix - es war für mich leider häufig die schlimmste Veranstaltung in diesen 14 Tagen.

Coach: Warum das?

K: Gefühl der Ohnmacht. Wie häufig musste ich den Satz hören: „Herr K, ich verstehe Sie nicht!" Wenn wir auf Augenhöhe gesprochen hätten, hätte ich entsprechend entgegnen können, dass er sich hierfür auch nicht die Mühe gibt oder es nicht kann. Es gab aber auch keine Notwendigkeit hierfür. Es erwartete mich immer das Gegenteil von Authentizität - ich glaube, für ihn ist es wichtig, dass nach außen hin eine heile Welt demonstriert wird. Gewaltfreiheit predigen aber gleichzeitig erlauben, dass Patienten über Jahre gewaltverstärkend in den falschen Räumlichkeiten untergebracht sind. Virtuelle Gleichberechtigung dadurch schaffen, dass in Besprechungen Tische abgeschafft werden damit theoretisch keiner den Vorsitz übernehmen kann, und E-Mails welche typischerweise mit „lieber Herr" oder „liebe Frau" begonnen werden. Und Gesprächsrunden, in welchen jeder kurz erzählt was in der letzten Woche gut gewesen ist.

Coach: Was soll daran falsch sein, zumindest befriedende Rahmenbedingungen zu schaffen?

K: Wenn es nicht ehrlich gemeint ist, kann ich darauf verzichten. Wenn ich einen Adressaten mit „lieber Herr" oder „liebe Frau" anschreibe, dann meine ich das auch so. In einer Gesprächsrunde gibt es typischerweise einen Gesprächsleiter. Die Art und Weise, wie die Gesprächsrunde geleitet wird und wie Informationen weitergegeben oder nicht weitergegeben werden, das ist wichtig. Ich halte nichts von Scheingleichheit. Und ich berichte gerne - in der richtigen Umgebung - von dem was ich in der vergangenen Woche Angenehmes erlebt habe, aber ungern unter Zwang. Wobei es keinen eigentlichen Zwang gibt, aber es reicht schon aus, wenn alle etwas berichten und man selber darauf verzichten möchte. Wobei ich dazu sagen muss, dass in den Gesprächsrunden im Allgemeinen ein angenehmer Umgangston herrscht. Und in den Sitzungen mit dem Geschäftsführer bin ich ja nicht dabei.

Coach: Ich möchte darauf zurückkommen, dass Sie mit aus Ihrer Sicht berechtigten Anliegen nicht gehört worden sind. D.h. Sie haben diese Ihrem ärztlichen Direktor vorgebracht und dieser hat sie ignoriert und/oder nicht weitergeleitet? Oder hatten Sie direkt Kontakt zum Geschäftsführer? Was hat es mit den von Ihnen erwähnten Kündigungsandrohungen auf sich? Halten Sie oder hielten Sie diese für ein probates Mittel, Forderungen oder Änderungen durchzusetzen?
K: Ich möchte von vornherein klarstellen: wenn ein Mitarbeiter mit Kündigung droht, muss irgendetwas schiefgelaufen sein. Eine Androhung bedeutet, dass

er weiterhin bei der Firma bleiben möchte, aber nur, wenn bestimmte Bedingungen geändert werden. D.h. er macht seinen Verbleib von diesen Veränderungen abhängig. Das setzt die Vorgesetzten respektive die Firma massiv unter Druck. Vollkommen klar, und dass sich darüber niemand freut, auch das ist mir vollkommen bewusst. Auf der anderen Seite muss man sich überlegen, wie es so weit kommen konnte, dass Mitarbeiter zu diesen drastischen Mitteln greifen müssen bzw. glauben dazu greifen zu müssen. Das ist immer eine Frage der Perspektive und davon, inwieweit Mitarbeiter mit ihren Belangen durch Vorgesetzte ernst genommen werden oder aber - das muss fairerweise gesagt werden - von Vorgesetzten diesbezüglich überhaupt wahrgenommen werden können. Wenn ich - was ich persönlich sicher auch immer wieder gemacht habe - Stressoren relativiert habe, dann kann ich nicht erwarten, dass der Vorgesetzte wahrnimmt, wie ernst es mir ist und wie belastet ich bin. Mit anderen Worten: wenn ich gefragt werde - brauchen Sie Hilfe - und ich dies verneine und kurze Zeit danach die Kündigung einreiche, stößt das auf Unverständnis.

Coach: War es denn so? Wurde Ihnen denn Hilfe angeboten?

K: Aus dem Blickwinkel meiner Vorgesetzten habe ich sicher immer überraschend - insgesamt zweimal eine Kündigungsandrohung und einmal eine Kündigung eingereicht. Letztere habe ich dann umgehend zurückgezogen, als ich mein Ziel erreicht hatte. Auch die beiden Kündigungsandrohungen waren mehr oder weniger erfolgreich. Aber ich muss betonen, dass es eine Tragik ist, dass es soweit kommen musste.

Coach: Wenn ich Sie als Mitarbeiter hätte, hätte ich ein bisschen Angst, dass Sie jederzeit gehen könnten.

K: Andere gehen regelmäßig dadurch, dass sie häufig krank sind und der Belastung nicht standhalten. Oder dass sie innerlich kündigen, auf Arbeit sind, aber eigentlich nur noch körperlich anwesend. Mich würde das auch nerven, aber Kündigungsandrohungen standen immer am Ende einer langen Reihe von Bitten und dem Gefühl, nicht ernst- und wahrgenommen zu werden.

Coach: Sie meinen Leute, die dann krankmachen. Haben Sie schon mal krank gemacht?

K: „Krank gemacht": Genau einen Tag in meinem Leben, ich sollte in einem Gespräch die Interessen der Klinik gegenüber draußen vertreten, und war am Tag zuvor von meinem Pflegedirektor angeschrien worden und musste mich massiver Kritik des ärztlichen Direktors aussetzen. Für dieses Gespräch am Folgetag hatte ich dann einfach keine Motivation mehr. Und ich hatte Angst, dass meine Anwesenheit in diesem Gespräch der Klinik mehr schaden als nützen würde. Aber krank machen ist für mich nicht die Lösung. Das wäre mehr oder weniger Verrat an meinen Mitarbeitern. Das wussten oder wissen auch meine Vorgesetzten.

Coach: Nochmals zurück zur Frage: Ist Ihnen Hilfe angeboten worden?

K: Mehrmals, ich möchte sogar sagen regelmäßig, und zwar seitens meines ärztlichen Direktors. Ich konnte diese Hilfe allerdings nicht annehmen, da ich mir sicher war, mich nicht revanchieren zu können. Und umsonst gibt es nichts. Ich muss das vielleicht erläutern: An den sich nicht am Hauptstandort befindlichen Satellitenkliniken an den Außenstandorten hatte ich wiederholt Schwierigkeiten, die ärztlichen Stellen zu besetzen und es kam zu Personalnot. Mit der Folge, dass ich zeitweise selbst Nachtdienste übernahm - eigentlich Assistentenaufgabe. Der ärztliche Direktor bot wiederholt an, aus dem Haupthaus Kollegen in die Peripherie zu entsenden. Dies ist mit einer Fahrt von 35-80 km für die einfache Strecke verbunden. Das hätte meine Leute natürlich entlastet. Allerdings war klar, dass sich zum einen die Stimmung im Haupthaus gegenüber der Peripherie verschlechtern würde - wer fährt schon gerne ohne wirkliche Notwendigkeit. Zum anderen hätte ich im umgekehrten Fall meine Kollegen aus der Peripherie ins Haupthaus schicken müssen, und dies wollte ich vermeiden, da ich befürchten musste, dass dann diese Kollegen gegebenenfalls kündigen würden. Es war also nicht Egoismus sondern die Sorge, dass ich die Geister welche ich gezwungen war zu rufen, nicht mehr loswerden würde. Aus der Sicht meines Direktors wahrscheinlich unverständlich. Aber genau in der antizipierten Weise ist es dann eingetroffen.

Coach: Haben Sie eigentlich das Gefühl gehabt, gemobbt zu werden?

K: Nein, nicht im eigentlichen Sinne. Mobbing setzt einen gewissen Vorsatz, eine Absicht jemanden zu schädigen voraus. Ein Erlebnis, das für mich diesen Kriterien entsprochen hat war meine Einbestellung zu einem Gespräch mit dem ärztlichen Direktor (und einem weiteren Direktionsmitglied), ohne dass man mir genau erklärt hätte, um was es in diesem Gespräch gehen sollte. Den Anlass erfuhr ich im Gespräch, mir wurde vorgeworfen, dass mein Verhalten geschäftsschädigend sei und betont, dass dies eigentlich ein Grund zur Abmahnung wäre, man dies jedoch nicht plane. Das war für mich unerträglich. Ich hatte mich nicht darauf vorbereiten können. Intransparenz in seiner reinsten Form.
Regelmäßig wurde mein Verhalten kritisiert und nie der Umstand, welcher zu diesem Verhalten geführt hat. Dies ist sicher einer der drei Hauptvorwürfe, welche ich gegen meine Vorgesetzten vorzubringen habe.

Coach: Und die anderen beiden?

K: Um eine Klinik weiterzuentwickeln, bedarf es meiner Auffassung nach einer Art von Vision, wohin die Reise gehen soll. Hierfür muss ich meine Mitarbeiter begeistern. Und ich muss in den Dialog mit diesen treten. Das erwarte ich. Der dritte Kritikpunkt ist - wie oben erwähnt – die „wir haben uns alle lieb"-Atmosphäre, welche aus meiner Perspektive mit dem Fehlen wahrer Wertschätzung und der Fähigkeit, auch kritische Positionen zu diskutieren, kontrastiert.

Coach: Und Sie klagen über Informationsdefizit oder Informationsvorenthaltung.

K: Genau. Mangelnde Transparenz. So hatten der ärztliche und pflegerische Direktor mit einer Mitarbeiterin, welche zu 50% in meinem Sekretariat arbeitete vereinbart, dass sie in eine andere Abteilung wechseln sollte. Ich erfuhr dies nur durch Zufall, ärgerte mich darüber und wurde von den beiden in einer dafür angesetzten Sitzung an den Pranger gestellt. Das möchte man nie wieder erleben.
Zwar gibt es in der Klinik regelmäßig Informationsrunden, in welchen aus den Treffen der Geschäftsführung berichtet wird, doch macht das für mich immer den Eindruck wie die Information eines staatlichen Senders. Wenn ich mir etwas für die Zukunft der Klinik wünschen dürfte, dann wären es mehr Ehrlichkeit und Offenheit statt Scheinfreundlichkeit. Weniger Schuldzuschreibungen und mehr offene Wertschätzung, das tut ja nicht weh. Klar wird man als Vorgesetzter nicht gelobt, aber niedergemacht werden möchte man auch nicht. Und mit Gewaltarmut wäre ich schon zufrieden, meine Erfahrungen weltweit lassen mich an Gewaltfreiheit zweifeln, es ist zum einen Definitionssache, zum anderen realitätsfremd. Vielleicht schaffen wir

es zumindest in der Psychiatrie zu immer weniger Gewalt zu gelangen. Auch gegenüber unseren Mitarbeitern, einschließlich den Leitenden.

Coach: Bereuen Sie den Beschluss, Chefarzt geworden zu sein bzw. die Zeit als solcher? Gibt es konkret etwas, was Sie bereuen? Immerhin mussten Sie sich in Ihrer Funktion als Chefarzt invalidisiert fühlen.

K: Den Entschluss, Chefarzt zu werden, bereue ich nicht. Und die Zeit war im Nachhinein eine wichtige, wenn auch schmerzhafte Erfahrung. Mir tut die Unruhe leid, die ich in meine Familie gebracht habe und sicher auch der Umstand, dass ich oft nicht ausgeglichen war. Vielleicht hätte ich mehr delegieren müssen. Nein, ich hätte sicher mehr delegieren müssen. Nicht mit Kündigung zu drohen, sondern sich andere Wege suchen zu wollen, ist natürlich ein Ziel. Wäre jetzt aber nur so dahergeredet. Gegenwärtig gehe ich davon aus, dass ich alle mir zur Verfügung stehenden Wege ausprobiert habe, um dieses drastische Mittel zu vermeiden, und daran gescheitert bin. Ich bereue, dass ich nicht Hilfe annehmen konnte, und nicht ab und zu meinem ärztlichen Direktor freundlich, aber bestimmt, die Meinung gesagt habe. Vielleicht hätte das unser Verhältnis erwachsener gemacht. Faire Kritik und Wertschätzung nicht als Gegensatz. Mein Problem war, ich habe ihn zeitweise nur schwer als Vorgesetzten akzeptiert, das hat er gespürt. Ich könnte ihn sehr wohl akzeptieren als Primus inter Pares – „als Erster bezüglich der administrativen Leitung - unter

Gleichen" - nicht mehr und nicht weniger. Bezüglich des Geschäftsführers gibt es nicht viel zu sagen, mit manchen Menschen muss man eben leben. Und wenn das nicht geht, muss der Schwächere gehen. Genau das habe ich gemacht und habe es nicht bereut.

Coach: Wo haben Sie, abgesehen von den von Ihnen aus Ihrer Sicht nicht annehmbaren Hilfsangeboten, Unterstützung erhalten? Was hat zusammenfassend Ihr Arbeitgeber für Sie getan, um Sie zu halten?

K: Der Arbeitgeber hat sich an die vertraglichen Bedingungen gehalten: Sonderurlaub für Vorträge und Lehre sowie die Möglichkeit zur Privatliquidation, und einen Dienstwagen. Mein Gehalt wird durch eine Leistungszulage aufgestockt. Diese Zulagen sind für diese Positionen üblich, sie können nach Ermessen des Geschäftsführers jederzeit reduziert werden, zum Beispiel, wenn das wirtschaftliche Ziel verfehlt wurde, was auch nachvollziehbar ist. Meine Zulage wurde jedoch nicht aufgrund eines negativen Ertragsergebnisses der Firma, sondern als Reaktion, oder soll man es Strafe für unangemessenes Verhalten nennen, gekürzt.

Coach: Sie wollen darüber ein Buch schreiben, warum - um sich an den Protagonisten zu rächen?

K: Nein, sondern um zu Wort zu kommen. Das bin ich auch meinen Mitarbeitern schuldig. Meine Vorgesetzten werden das Buch lesen oder ignorieren.

Ich schreibe es weder für noch gegen sie. Ich schreibe um aufzuzeigen, dass der Burn-Out-Betroffene auf seine eigenen Anteile achten sollte, die bei ihm zum Burn-Out geführt haben. Aber auch schneller wahrnehmen sollte, wenn das System oder Personen eine Arbeit massiv erschweren. Und dann versuchen sollte, sich dagegen zu wehren, oder seine Koffer zu packen, wenn dies nicht möglich ist. Als Chefarzt bin ich für das Wohlergehen meiner Patienten verantwortlich, aber wenn ich in der Umsetzung notwendiger Veränderungen gegängelt werde, kann dies einen permanenten Stressor darstellen. Insbesondere, wenn nicht transparent ist bzw. mitgeteilt wird, warum eine entsprechende Umsetzung nicht durchgeführt werden kann. Man fühlt sich handlungsmäßig mehr oder weniger amputiert.

Coach: Herr K, was würden Sie anderen Betroffenen empfehlen?

K: Mehr Gelassenheit. Einerseits. Aber sich auch nicht alles gefallen zu lassen. Sich zu wehren, um abends noch in den Spiegel schauen zu können. Aber deshalb: Burn-Out für Fortgeschrittene - das kann sich nicht jeder erlauben. Das heißt auch bereit zu sein, sich zu lösen von Prestige, von Einfluss, von Geld. Man muss bereit sein, kleinere Brötchen zu backen.

Coach: Abschließende Frage: Können Sie drei positive und drei negative Eigenschaften von sich benennen, welche wahrscheinlich Ihre Vorgesetzten ähnlichsehen würden?

K: Negativ: Ungeduldig, überfordernd, alles selbst machen wollen aufgrund mangelnden Vertrauens in die Umgebung. Positiv: Verlässlich und pflichtbewusst, offen für Neues, tolerant.

Exkurs Dankbarkeit

Dankbarkeit ist eine innere Haltung oder ein Gefühl, welches sich insbesondere dann einstellt, wenn der subjektive Eindruck dominiert, dass man etwas erhalten hat, ohne dafür wirklich etwas geleistet zu haben, einfach so. Dankbarkeit wurde in der Vergangenheit häufig im Zusammenhang mit Religionen oder einer religiösen Grundeinstellung beschrieben und von Religionsvertretern von den Menschen gegenüber einer höheren Macht oder einem Gott gefordert. Seit der so genannten positiven Psychologie Anfang der 1980er beschäftigt sich die wissenschaftliche und angewandte Psychologie nicht mehr ausschließlich mit negativen Emotionen wie Hass, Wut und Ekel, mit negativen Persönlichkeitseigenschaften wie Neid, Gier Narzissmus und einem entsprechenden Verhalten. Sondern auch mit dem Wert der korrespondierenden positiven Äquivalente für das Individuum und seine Interaktion mit seiner belebten und unbelebten Umwelt. Natürlich kann man sich die Frage stellen, ob Dankbarkeit in einer postmodernen, sich über Selbstbestimmtheit und Selbstbestimmung definierenden sozialen Welt lediglich ein problematischer Begriff ist oder sich per se überlebt hat. Denn wenn postuliert wird, dass Gelingen und Scheitern persönlicher, vielleicht auch kollektiver Lebensentwürfe allein in der Hand des Betroffenen liegen, erübrigt sich Dankbarkeit. Doch das darf und kann nicht für alle Gesellschaften gelten. Auch in als eher selbstbestimmt wahrgenommenen Gesellschaften wird jemand vom Krebs geheilt – ohne eigenes Zutun. Oder es regnet, ohne dass der Bauer sich das verdient oder es beeinflusst hätte. Diesen können Gesellschaften und Individuen gegenübergestellt werden, die sich aus unterschiedlichen Gründen nur in sehr geringem Umfang über sich selbst definieren können oder wollen. Somit Dank aber auch Wut gegenüber Dritten oder einer höheren Macht nicht an Bedeutung verloren haben. Ob jemand dankbar ist, oder konkreter - dankbar sein bzw. Dankbarkeit wahrnehmen – kann, hängt stark vom persönlichen Weltbild ab. Geschehen Dinge in der Welt oder geschehen mir Dinge – wie krank zu werden, oder den richtigen Partner zu finden – zufällig? Oder ist es Schicksal, oder Strafe, oder Glück, Pech oder eigener Verdienst?

Muss ich mich für etwas bedanken, das ich selbst geleistet habe – eine Berufsausbildung, ein durchtrainierter Körper?

Viele Menschen haben ihre individuelle Last zu tragen, ebenso manche Gruppen, Völker. Andere scheinen privilegiert zu sein. Dankbarkeit – ein Weg zu mehr persönlicher Zufriedenheit, oder ein veraltetes Gefühl? Die psychologische Forschung belegt, dass beispielsweise Spiritualität die Fähigkeit zur Dankbarkeit erhöhen kann, dies korrespondiert damit, dass in religiösen Traditionen aller großen Weltreligionen (Christentum, Islam, Hinduismus, Buddhismus und Judentum, sowie den chinesischen Religionen) Dankbarkeit als wertvolle menschliche Neigung betrachtet wird. Allerdings gibt es auch eine Dankbarkeit außerhalb des religiösen Kontextes - eine Dankbarkeit gegenüber der Natur, gegenüber dem Leben als solchem. Zahlreiche Untersuchungen konnten nachweisen, dass ein starker Zusammenhang zwischen Dankbarkeit und Wohlbefinden für den Einzelnen sowie für alle davon betroffenen Menschen besteht. So konnte gezeigt werden, dass dankbare Menschen bei einer Veränderung ihrer Lebensbedingungen - beispielsweise bei Berentung - mit dem Wechsel in diesen neuen Lebensabschnitt besser zurecht kamen, mit ihren Beziehungen zufriedener waren und weniger Depressionen entwickelten. Dies lässt sich unter anderem dadurch erklären, dass durch das Gefühl der Dankbarkeit die Bedeutung des eigenen Selbst steigt - man scheint nicht so unwichtig zu sein, dass einem nicht zumindest auch Glück widerfahren kann. Wichtig in diesem Zusammenhang ist die Grundeinstellung des Individuums zu Positivem als auch Negativem, was einem zustoßen kann oder was man sich erarbeitet oder verursacht. Je mehr davon ausgegangen wird, dass man sich Dinge selbst verdient oder selbst daran schuld ist, wenn es schief geht, umso weniger findet sich die Bereitschaft, bei positiven Dingen gegenüber einer wohlwollenden Macht, einem günstigen Stern et cetera dankbar zu sein oder bei negativen Dingen entsprechenden Groll gegenüber dem Schicksal zu hegen. Im Rahmen der positiven Psychologie wird seit einigen Jahren nun begonnen, Dankbarkeit zu schulen: es geht hierbei nicht um die Dankbarkeit gegenüber den großen Veränderungen im Leben, sondern Dankbarkeit für Alltägliches, welches im Allgemeinen für selbstverständlich hingenommen wird. Da in unseren Breiten Mangel unterschiedlicher Art selten geworden ist, werden viele Dinge für selbstverständlich hingenommen, deren Wert in anderen Ländern kaum überschätzt werden kann. Seien es sauberes Wasser, Schulbildung für die Kinder, ein ausreichendes Nahrungsangebot, Gewaltarmut in der sozialen Umgebung oder meist angenehme Umgebungstemperaturen. Es bedarf einer besonderen Anstrengung und entsprechender Aufmerksamkeit, sich des Wertes von eigentlich selbstverständlich Gewordenem zu vergegenwärtigen, und darüber froh - oder eben dankbar zu sein. Und dies rein theoretisch jeden Tag aufs Neue. Klingt wie eine meditative bzw. religiöse Übung, kann aber auch im säkularen Kontext erprobt werden. Jeder, der in seiner Jugend an Autos herumgebastelt hat, freute sich und war dankbar, wenn der Wagen ansprang. Und wusste einen verlässlichen Anlasser und eine verlässliche Batterie zu schätzen. Heutzutage ist dies selbstverständlich geworden, man freut sich nicht mehr über das positive Ereignis, sondern bemerkt es nicht einmal mehr.

Mehr Achtsamkeit gegenüber dem Alltäglichen, Gewohnten, Selbstverständlichen ist eng mit dem so genannten Naikan-Gedanken verbunden.

Exkurs Naikan

Naikan (japanisch nai 内 Inneres und kan 観 betrachten) ist eine aus Japan stammende Denkrichtung, die auf der Grundlage einer intensiven Betrachtung der eigenen Lebensgeschichte zu einer besseren Kenntnis über sich selbst führen soll. Die drei Kernfragen des Naikan: Was hat ein (mir nahestehender) Mensch für mich in einem bestimmten Zeitraum getan? Was habe ich für ihn in diesem Zeitraum getan? Welche Schwierigkeiten habe ich ihm in diesem Zeitraum bereitet? – gehen auf den japanischen Unternehmer und Laienpriester Ishin Yoshimoto (1916- 1988) zurück, dessen Kindheit stark religiös geprägt war und welcher die Methode 1941 erstmals öffentlich vorstellte und sie Nai-Kan, „innere Betrachtung" nannte. Erste Erfolge hatte er mit seiner Methode bei Strafgefangenen, hier findet sie auch heute in europäischen Ländern Anwendung. Obgleich Naikan gemäß der heutigen Protagonisten frei von religiösen Einflüssen sein soll – ähnlich wie die auf den Zen-Buddhismus zurückgehende, in Kalifornien von John Kabat-Zinn weiter entwickelten und an westliches Klientel angepassten Achtsamkeitsübungen auch - basiert Naikan nicht nur auf buddhistischen, sondern auch auf konfuzianischen Vorstellungen. Dies schmälert den Wert der (Selbst-)Therapie in keiner Weise. Der aus China stammende Buddhismus breitete sich in Japan ab etwa 900 nach Christus insbesondere unter dem einfachen Volk aus. Ebenfalls aus China stammt die auf den Konfuzianismus zurückgehende Ahnen- und Elternverehrung. Um 1150 entstand nun in Japan eine neue Schule, die als Jôdo-Shinshû, die „wahre Schule des Reinen Landes", bekannt wurde. Zum Auslöschen, dem höchsten Ziel im Buddhismus - dem Nirvâna - könne man nur noch durch die „andere Kraft" gelangen, d.h. durch die Kraft, die der so genannte Amida-Buddha allen Wesen aus Mitgefühl zur Verfügung stelle. Dieses Mitgefühl wird als Gnadengeschenk betrachtet, welches durch keinerlei Handlung hervorgerufen werden kann. Dieses Mitgefühl ist somit kein Ergebnis von Ursache und Wirkung und kann auch nicht durch noch so viele asketische Übungen erzwungen werden. Doch wo Glaube und Vertrauen anwesend seien, beginne diese Kraft spontan zu wirken. Jôdo-Shinshû begann als Bewegung in den untersten, also mittellosen Schichten der Bevölkerung und ist bis heute eine reine Laienbewegung, die von verheirateten Priestern betreut wird. Ihr Gründer, Shinran, wird manchmal „der japanische Luther" genannt, da bekanntlich auch im evangelischen Christentum die Gnade Gottes ebenfalls nicht im engeren Sinne verdient werden kann, sondern immer ein Geschenk bleibt. Die Grundfrage des Gläubigen, mit welcher er sich in der Meditation beschäftigen soll, lautet: „Gehe ich, wenn ich jetzt sterbe, in Amidas Reines Land oder nicht? Erhalte ich seine Gnade? Bin ich also gerettet, oder nicht?" Oder verkürzt formuliert: „Wohin gehe ich, wenn ich jetzt sterbe?" Aus dem Alltagsbewusstsein heraus ist die Beantwortung nicht möglich. Um eine echte Antwort zu erhalten, muss man entweder tatsächlich sterben oder aber ein spirituelles Erlebnis haben, welches beispielsweise mit einer Nahtodeserfahrung vergleichbar ist.

Yoshimoto waren diese Fragen zu spekulativ und deshalb formulierte er sie dahingehend um, dass sie durch Nachdenken beantwortet werden können: „Was habe ich erhalten?" und „Was habe ich gegeben?" sowie: „Welche Schwierigkeiten habe ich demjenigen bereitet, gegenüber dem ich mich prüfe?" Für die Zeiteinteilung gab er vor: Je 20 Prozent der Übungszeit für die beiden ersten Fragen und 60 Prozent für die dritte Frage, diese dritte Frage wurde damit zur eigentlichen Naikan-Frage. Implizit gibt es noch eine vierte Frage, und zwar die Frage, „welche Schwierigkeiten haben uns andere bereitet?" Die Beschäftigung mit diesem vierten Aspekt würde allerdings dazu führen, dass man sich als getrennt von anderen erlebt und diese als Gegner empfindet. Die vierte Frage führt also zu Vielheit, Trennung, Gegnerschaft, also dem genauen Gegenteil des Zieles des Naikan. Deshalb ist diese Frage im Naikan tabu. Trotzdem besteht immer die Gefahr, dass die Frage nach der Schuld der anderen das Denken bestimmt. Yoshimoto stellte fest, dass Übende nicht selten die Schwierigkeiten, welche sie anderen bereitet haben (dritte Frage) mit den Schwierigkeiten begründen, welche andere ihnen selbst bereitet haben (vierte Frage). Ziel ist es allerdings nach Yoshimoto vielmehr, die dritte Frage frei von jeglichem Gedanken an die vierte Frage zu reflektieren, um das Gegenüber und dessen Position besser zu verstehen, und sich nicht mehr überlegener und mehr im Recht zu fühlen als dieser. Die dritte Frage fördert somit das Erleben von Einheit und Verbundenheit.

Die Naikan-Übung soll im Rahmen der Selbstreflektion bei Burn-Out-Betroffenen diesen einen anderen Blickwinkel eröffnen, und nicht das Verhalten Dritter und die Umstände, welche zum Burn-Out geführt haben, völlig entschuldigen. Burn-Out für Fortgeschrittene bedeutet auch, über eigene Schatten zu springen, zu mentalisieren, und seine Mitte wahrzunehmen.

Der Fall K aus der Täter-Perspektive

An dieser Stelle beginnt nun das Gespräch aus einem anderen Blickwinkel. Während es bisher darum ging, die Schwierigkeiten zu beschreiben, welche sich durch die Rahmenbedingungen (verschiedene Klinikstandorte, fehlende Mitarbeiter) einerseits und die Interaktion mit den Kollegen – hier – problemarm, und Vorgesetzten ergaben, soll im zweiten Ansatz versucht werden, die genannten Schwierigkeiten nicht lediglich als Mangel zu sehen. Es geht um eine Neubewertung der Gesamtsituation.

Grundlage hierfür ist die Idee, dass es Dinge in unserem Leben gibt, für welche wir dankbar sein können, dies aber nicht sind. Entweder, weil wir diese Dinge als selbstverständlich betrachten, oder weil wir schlichtweg Dankbarkeit nicht gelernt haben. Dieses Gefühl, diese bewusste Wahrnehmung kann man nämlich lernen. Dankbarkeit (siehe Exkurs) ist eng mit dem Naikan-Gedanken verbunden. Diese aus Japan stammende Vorstellung (siehe Exkurs), dass der Mensch selbst für seine Art

*und Weise, die Welt und seine mit dieser Welt statt-
findenden Interaktionen zu betrachten, verantwortlich ist. Das bedeutet, dass der Mensch lernen
kann, die Welt und die Menschen, insbesondere
diese, mit welchen er zu tun hat, anders, positiver
zu sehen. Naikan bezeichnet sich als nichtreligiös,
nichttherapeutisch. Beides stimmt nicht. Die
Grundvorstellung von Naikan, sich bewusst zu machen, was Menschen, und hier wird bei der Mutter
begonnen, für einen selbst geleistet haben, ist natürlich religiös. Und im japanischen soziohistori-
schen Umfeld darf behauptet werden, dass dies auf
konfuzianistisches Gedankengut einerseits und
Einflüsse bestimmter Zen-Schulen andererseits
zurückgeht. Im Naikan stellt man sich drei Fragen:*

1. *Was hat ein (mir nahestehender) Mensch
   für mich in einem bestimmten Zeitraum getan?*
2. *Was habe ich für ihn in diesem Zeitraum
   getan?*
3. *Welche Schwierigkeiten habe ich ihm in
   diesem Zeitraum bereitet?*

*Angewandt auf Burn-Out heißt das: Nicht nur die
Frage, was hat der Arbeitgeber für mich gemacht,
sondern, was habe ich für diesen gemacht, zählt.
Dass sich diese Frage oft einfacher beantworten
lässt, als die Frage, was habe ich für meine Eltern
getan – im Vergleich zu dem, was sie für mich getan haben, liegt auf der Hand. Und dass der eine
oder andere nach einer solchen Bilanz noch unzu-
friedener ist, auch. Doch nun zur dritten Naikan-
Frage. Wie gesagt, es geht darum, eine neue Perspektive und damit eine neue Einstellung zu entwi-*

ckeln: Welche Schwierigkeiten habe ich ihm, dem Vorgesetzten bzw. dem Arbeitgeber im Allgemeinen in diesem Zeitraum bereitet? Sich dieser Frage und deren Beantwortung zu widmen, dazu gehört etwas Überwindung, fühlt man sich doch in seinem Ärger, in seiner Wut, vielleicht sogar in seinem Hass dem Arbeitgeber etc. gegenüber im Recht. Aber es gilt, sich auf diesen dialektischen Prozess einzulassen. War in der „ersten Runde" das Opfer, der Gedemütigte zu Wort gekommen, soll im zweiten Gespräch dem Ärger, und ggf. der Wut des Arbeitgebers indirekt dadurch Ausdruck verliehen werden, dass das „Opfer" sich in das Gegenüber hineinzuversetzen versucht (Hass als Gefühl ist bei Arbeitgebern eher unwahrscheinlich, einen solchen zu postulieren würde heißen, das individuelle Opfer würde sich zu wichtig nehmen – so viel (Mit)-Gefühl kann beim Arbeitgeber nicht erwartet werden).

Coach: Beginnen wir bei Ihrer Familie, das geht manchmal am einfachsten, manchmal aber auch überhaupt nicht. Das Verhältnis zu Ihrer Mutter, können Sie das in einen anderen Rahmen setzen? Und sich unter der Naikan-Vorgabe fragen, was Ihre Mutter für Sie und Sie für Ihre Mutter geleistet haben? Und insbesondere – welche Schwierigkeiten Sie ihr bereitet haben?

K: Die letzte Frage ist unfair (lacht). Ich war in der Pubertät, mit 16 kam ich in die Lehre, damals war meine Mutter schon schlecht mobil, selbst mit Rollstuhl. Mit 18 sind wir dann umgezogen, in eine

Wohnung, in welcher wir nicht im 4. Stock ohne Aufzug wohnten. Hat aber nicht viel gebracht, sie hat ihre letzten 3 Jahre überwiegend im Bett verbracht. Unfähig, wie sie selbst sagte, sich eine Mücke aus dem Gesicht zu vertreiben. Wir beide sind uns aus dem Weg gegangen, sie machte mir berechtigte Vorwürfe, dass ich nachts lang weg wäre – auch nach der Arbeit – und ihr nur Probleme machte. Als Grund für ihren Suizidversuch gab sie den Ärzten den Ärger mit ihrem älteren Sohn - also mir – an. Ich habe dies in ihrer Krankenakte vor einigen Jahren lesen können. Sie war der Grund, dass ich in die Neuropathologie wollte. Forschen. Eine späte Wiedergutmachung. Auf Ihre Frage – ich habe für meine Mutter nichts getan, ihr sicher nur Sorgen gemacht und mich nicht nach ihren Wünschen entwickelt. Und ich habe sie zeitweise gehasst. Vielleicht wäre sie heute etwas stolz auf ihren Sohn, der sich verwirklichen konnte. Sie wollte immer Kinderärztin werden. Traurig. Ich habe meinen Frieden mit ihr geschlossen. Zu spät. Mit meinem Vater hat dies besser geklappt. Doch als die guten Gespräche auf Augenhöhe uns beiden wichtig geworden waren, war auch schon Schluss und der Alzheimer verdunkelte seinen Geist. Aber er hat gelebt. Das hätte ich meiner Mutter auch gegönnt.

Coach: Versöhnung möglich?

K: Mit meinem Vater nicht nötig, wir haben uns spätestens als ich wieder auf die Schule ging und Abitur machte, gut verstanden. Ich bin wirklich dankbar für die guten Jahre mit ihm. Hatten gemeinsame Hobbies – Eisenbahn, Briefmarken, Geschichte – und dies auch geteilt. Versöhnung mit meiner Mutter - natürlich auch. Ich habe sie als Mensch, als gesunden, lustigen Menschen, der sie einmal gewesen sein soll, überhaupt nicht kennengelernt. Ich habe ihr nie die Anerkennung zukommen lassen, welche Mütter oft von ihren erwachsenen Söhnen bekommen. Tut mir leid.

Coach: Lassen Sie uns in medias res gehen – ich denke es macht Sinn, wir beschäftigen uns jetzt mit Ihren beiden Vorgesetzten. Oder fallen Ihnen noch weitere Menschen ein, die entsprechend betrachtet werden sollten?

K: Ja, das macht Sinn. Diese beiden Personen. Weitere sind hier nicht zielführend, würde ich meinen.

Coach: Dann beginnen wir mit dem schwierigeren, aber vielleicht leichter zu besprechenden Part, dem Geschäftsführer. Also nochmals, was hat Ihr Geschäftsführer für Sie und was haben Sie für Ihren Geschäftsführer geleistet? Und insbesondere – welche Schwierigkeiten haben Sie ihm gemacht?

K: Mein Geschäftsführer hat mich in die landesweite Strategische Planungsgruppe berufen und er hat mich zur Chefarztbewerbung aufgefordert. Und er war es, der schließlich nach Entscheidung der Auswahlkommission meiner Ernennung zum Chefarzt zugestimmt hat. Ohne ihn wäre ich nicht Chef-

arzt geworden, hätte die negativen aber auch positiven Erfahrungen in diesen 3 Jahren nicht machen können. Und die negativen haben mich definitiv weitergebracht. Zwar möchte ich diese Erfahrung nicht nochmals machen. Aber es hat auch dazu geführt, Dinge, Posten im Sinne von Positionen in Frage zu stellen. Erwartet wird von Vorgesetzten, dass sie motivieren – selbst wenn sie mehr oder weniger permanent selbst demotiviert werden. Ich sehe die Chance des „Desasters". Die „Motivation" durch den Geschäftsführer, zum Beispiel durch Reduktion der Leistungsprämie und halböffentliche Beschämung hatte im Nachhinein den großen Vorteil nun klarer Fronten und des eindeutigen Auftrages: Zurück ins Glied. Das Ende der Hoffnung auf Unterstützung hat mich damals massiv getroffen. Es ging mir nicht um das Geld. Sondern um die Geste, die Symbolik. Wenn man das Vertrauen so entzogen bekommt, ist das zuerst wie eine Katastrophe. Menschen reagieren dann vorhersagbar mit Panik oder Resignation. Manchmal erhalten sie Hilfe von anderen. Wenn es gut geht, beginnen sie mit einem Neuanfang, welcher oft auch eine Neuorientierung ist. Das bedeutet, dass genau die Nachricht, dass alles sich nicht ändern oder noch schlechter werden wird, nach einer Phase der psychischen und teilweise physischen Lähmung zu einer Neuorientierung führen kann. Genau das war bei mir passiert. Ich wusste spätestens nach dieser Bestrafung, du musst weg. Dafür bin ich dem Geschäftsführer eigentlich dankbar. Hätte er mich beiseite genommen und gesagt, das machen Sie gut, bitte unterstützen Sie uns weiter, ich hätte weiter gekämpft. So etwas kennt man ja aus den Kriegen. Wenn ich versuche es nüchtern zu betrachten, dann hat mich sein Verhalten klarer wahrnehmen lassen, was ich in meinem Leben möchte und was nicht. Die Frage, die ich mir stellen muss, habe ich ihn erst zu einem bestimmten Verhalten mir gegenüber provoziert, oder ist er einfach so? Ich denke, er hat viele Erfahrungen gesammelt mit der Arbeit mit Ärzten. Für ihn sind manche Psychiater wahrscheinlich in erster Linie Zweifler, Bedenkenträger, die viel Zeit benötigen, bis sie nach reiflicher Überlegung zu einer Entscheidung gelangen. Oder auch nicht. Ich kann ihn da gut verstehen, das geht mir auch oft so. Vielleicht sind wir uns diesbezüglich ähnlicher als wir glauben. Beide sind wir Praktiker. Aber er hat sich seine Umgebung selbst gestaltet, seine Direktoren selbst ausgewählt, und wird dafür Gründe gehabt haben. Mit seiner Arroganz tue ich mich schwer. Manchmal ist Arroganz auch nur Schutz vor zu viel Nähe. Vielleicht wollte er einfach keine Diskussionen. Was ihm wahrscheinlich mit diesem Verhalten auch gelingt. Da ich Arroganz aber grundsätzlich ablehne, bleibt mir nur übrig, auf seine Menschwerdung im Sinne, wann nimmt er wahr, dass er ein Mensch wie du und ich ist, zu warten. Wenn er in Rente geht. Und ich ihn als Bürger auf Augenhöhe treffen kann. Was ich für ihn beziehungsweise für die Klinik geleistet habe, möchte ich hier nicht wiederholen oder aufzählen. Es ist mein Job. Ich bin der Klinik nichts schuldig geblieben.

Coach: Das reicht mir an versöhnlichen Tönen nicht wirklich. Sie werden wieder vorwürfig. Hat er Sie denn – zumindest in Ihrer Abwesenheit auch positiv dargestellt?

K: Keine Ahnung, aber er würde sich ja selbst in Frage stellen, wenn er außerhalb der Klinik einen seiner Chefärzte als unfähig hinstellt. Das würde ja auch ein falsches Licht auf seine Auswahl von Chefärzten werfen. Was ich aber vergessen habe – was für ihn unerträglich gewesen sein muss, waren sicher die wiederholten Hiobsbotschaften aus einer seiner Kliniken, wenn ein Chefarzt, erst kurz im Amt, immer wieder mit Kündigung droht, beziehungsweise diese einmalig auch einreicht. Dann hätte ich irgendwann auch mal die Geduld verloren. Dass jede Kündigungsandrohung ein langes Vorspiel gehabt hatte, wusste er ja nicht. Er war sicher froh, dass er mich losgeworden ist. Die Kündigungsandrohungen und die Kündigung, das war kein guter Weg.

Coach: Gab es Alternativen?

K: Aus damaliger Sicht – für mich nicht. Heute würde ich früher zu ihm gehen, und mich nicht durch die Aufforderung des ärztlichen Direktors, ich könne gerne zu ihm, seinem Vorgesetzten gehen, abwimmeln lassen. Ich weiß bis heute nicht, warum ich mich da habe immer wieder einschüchtern lassen. Das ist von außen schwer verständlich, das hat vielleicht damit zu tun, dass der Klinikarzt mit Hierarchien aufwächst und sich durch diese auch einschüchtern lässt.

Coach: Kommen wir schließlich zu Ihrem ärztlichen Direktor. Sie beschreiben das Verhältnis als ausgesprochen ambivalent. Was hat Ihr Direktor für Sie und Sie für Ihren Direktor geleistet? Und insbesondere – welche Schwierigkeiten haben Sie ihm gemacht?

K: Schwierigkeiten – zahllose. Ich glaube, er hat drei Kreuze gemacht, als ich die Klinik verlassen habe. Ich kann es ihm wirklich nicht verdenken. Bei ihm kann ich mich mit entsprechendem Abstand, den ich glaube zunehmend zu haben, problemlos entschuldigen. Unsere Gespräche begannen meist in kompletter Dissonanz, aber irgendwie haben wir es geschafft, uns am Ende des Gespräches meist, wenn auch nicht immer zu verständigen. Ich empfinde ihn als aggressionsgehemmt, was nicht bedeutet, dass er diese nicht hat. Und dann als Kontrast ich, der mit seinen Emotionen meist nicht hinter dem Berg hält, im meist positiven, aber auch im negativen Sinne. Er hat Gesprächsangebote gemacht, mir Bücher mitgegeben, sogar einmal CDs gebrannt, es ging um Kommunikation. Es war ihm wohl viel daran gelegen, mit mir auszukommen. Für mich waren diese Angebote nicht authentisch, nicht ehrlich. Heute gesehen lag ich vielleicht falsch. So ist er. Ich habe ihm keine Chance gegeben und negative Interaktionen überbewertet. Gleichzeitig auch nicht rechtzeitig darauf hingewiesen, dass bestimmte Dinge nicht gehen. Wenn ich dazu Stellung nehmen soll, ob er mich durch die Angebote unterstützt hat, mir Kollegen zu schicken, ein wie gesagt zweischneidiges Angebot, fällt es mir bis heute schwer, diese Hilfe positiv zu werten. Aber andererseits hätte es nur bedeutet, dass meine Kollegen in den Kliniken auf dem Land auch mal in die Stadt gemusst hätten. Wäre dann eben so gewesen. Mein Fehler war, dass ich meinte, alles alleine machen zu müssen.

Coach: Sie wollen damit auch andeuten, dass es Ihnen schwerfällt, Hilfe anzunehmen?

K: Das ist so, leider. Hilfe und Abhängigkeit – damit bin ich sozialisiert worden. Gilt nicht als Entschuldigung. Das muss ich noch lernen, jetzt wo ich älter werde (lacht). Jedenfalls habe ich für den ärztlichen Direktor nichts Konkretes geleistet, wahrscheinlich nahm er irgendwann auch nur noch die Schwierigkeiten, die ich ihm bereitet habe wahr. Ich habe ihm vielleicht den Rücken ein wenig freigehalten, weil ich dafür gesorgt habe, dass die peripheren Kliniken versorgt waren. Und ich denke, ich habe in Diskussionsrunden meist seine Auffassung zumindest zum großen Teil mit unterstützt, da wir, was das Therapeutische und die Klinikentwicklung angeht, oft derselben Ansicht waren. Sehe ich mal von seiner Gewaltfreiheit ab. Summa summarum ist meine Bilanz bescheiden. Tut mir leid. Unter anderen Bedingungen – als gleichberechtigte Partner – hätte das vielleicht etwas werden können. Das ist aber reine Spekulation, dazu kenne ich ihn zu wenig. Vielleicht ist ihm die Macht doch sehr wichtig. Ich habe ihm das Leben schwerer gemacht als er mir. Ich war für ihn wahrscheinlich als Person schwer erträglich und er für mich als Funktionsträger. Mehr kann ich dazu nicht sagen.

Coach: Ist Ihnen der Perspektivenwechsel schwergefallen?

K: Ich weiß nicht, ob er mir überhaupt richtig gelungen ist. Das muss man üben. Am schwierigsten fiel es mir mit dem Geschäftsführer. Aufgefallen ist mir allerdings, dass je mehr man über das Gegenüber weiß, desto eher kann man mit diesem Wissen Verhalten erklären und wird toleranter. Von beiden Vorgesetzten weiß ich wenig. Und sie noch weniger von mir. Das macht es nicht unbedingt leichter.

Coach. Lassen Sie uns das als Schlussstatement so stehen. Danke, dass Sie sich auf dieses Experiment eingelassen haben.

K: Ich danke Ihnen.

Was darf´s denn sein - Depression oder Burn-Out

W.T., weiblich,

40 Jahre, ledig, keine Kinder.
Beruf, aktuelle Tätigkeit: Promovierte Germanistin, Sekretärin in Teilzeit, selbstständige Übersetzerin, Heilpraktiker-Ausbildung.
Hobbys: Heilpraktiker-Ausbildung, joggen, lesen, fernsehen, kochen, Miezi bespaßen, stricken, Musik hören, schlafen, träumen.
Beschreiben Sie kurz Ihre persönliche berufliche und private Situation. Sind Sie damit zufrieden?

- *Beruflich bin ich nur mit meiner HP-Ausbildung zufrieden, privat selten. Bin zufrieden im Urlaub am Meer, insbesondere wenn ich im Meer schwimme, kommt zu selten vor, oder in der Sauna, mit Menschen, die ich liebe und die mir Liebe zurückgeben, kommt auch zu selten vor. Schlafe viel, bin schnell erschöpft und daher insgesamt eher zurückgezogen.*

Was ist für Sie Burn-Out?

- *Ein Burn-Out ist für mich das Gefühl, sich für nichts mehr begeistern zu können, auch nicht für die Dinge, die vorher viel Spaß gemacht haben. Es ist für mich ein Erschöpfungszustand durch Überforderung – privat wie beruflich, ohne dass noch Erholungsinseln in ausreichendem Maß bzw. überhaupt vorhanden sind.*

Ist Burn-Out ein typisch deutsches Phänomen?

- *Kommt aus meiner Sicht in Deutschland sicher häufiger vor als etwa in südlichen Ländern wie Spanien, Italien, Portugal etc., und in Naturvölkern halte ich dieses Phänomen für gänzlich ausgeschlossen. Die Deutschen sind im Allgemeinen perfektionistisch und zu Leistung erzogen. Eine Leistungsgesellschaft, die besonders auch aus diesem Grund einen so hohen Wohlstand erreicht hat und weiterhin hält. Während man z. B. in Spanien mittags, wenn es heiß ist, stundenlang Siesta hält, arbeitet der Deutsche pünktlich nach einer halben Stunde Mittagspause weiter, auch wenn es über 35° C draußen hat und im Büro die Temperaturen noch weit höher liegen. Er geht deswegen auch keine Minute früher aus dem Büro.*

  Ich glaube aber auch, dass Erziehung eine ganz große Rolle spielt: Mädchen wird diese perfekte Rolle immer noch beigebracht und vorgelebt von ihren Müttern. Während der Sohn draußen spielt, wird der Tochter bügeln beigebracht und es ist oft selbstverständlich, dass sie der Mutter eher zur Hand geht als der Sohn, der eher für seine Sportleistungen bewundert wird.

Wer ist Ihrer Meinung nach eher gefährdet, ein Burn-Out zu entwickeln, Männer oder Frauen, oder kann man das nicht so sagen?

- *Ja, weil ich einen Burn-Out für eine Erschöpfungsdepression halte, die es auch* schon immer gab. Burn-Out ist aber ein gesellschaftsfähigeres Wort für Depression und für viele fast eine schmeichelhafte Diagnose, denn der Begriff wird assoziiert mit vollem Einsatz bis zur Erschöpfung, mit Karriere, mit herausragenden Leistungen, mit Fleiß (einen Burn-Out muss man sich erstmal „verdienen"). Eine Depression, weil man sich selbst überfordert hat, ist dagegen wenig schmeichelhaft und in der Gesellschaft negativ belegt. Solche Menschen laufen Gefahr, an den Rand der Gesellschaft gedrängt zu werden. Ein Burn-Out hingegen ist die Managerkrankheit schlechthin. Wenn sich jemand da mal deshalb eine „Auszeit" in einer Klinik nimmt, erntet er positive Anerkennung, bei einer Depression allenfalls Mitleid.

Ich glaube, dass ich auch sehr zu Leistung erzogen wurde, zudem ein schwieriges Elternhaus hatte mit einer Mutter, die sich nach wie vor bis zum Exzess (bis im wahrsten Sinne des Wortes der Arzt kommt) überfordert, um traurige, belastende Gedanken/Erinnerungen nicht wahrnehmen zu müssen. Ich habe das Gleiche gemacht, arbeitete über 60 Stunden aus den gleichen Gründen. Statt Kinder habe ich eine Dissertation in die Welt gesetzt. Statt einer Beziehung habe ich eine neue Ausbildung, die mich zwar erfüllt, aber natürlich auch wieder mit Leistung verbunden ist – statt mit *bedingungsloser Liebe etwa durch deinen Partner.*

Bei mir sind Depression bzw. Burn-Out bzw. ein Überforderungsgefühl ein Dauerzustand und ich kann mich nicht an Zeiten erinnern ohne dieses Gefühl, immer etwas erreichen zu müssen.

T.C., weiblich,

46 Jahre, ledig, keine Kinder.

Beruf, aktuelle Tätigkeit: Inhaberin eines alt eingesessenen Dessous Fachgeschäfts in Süddeutschland mit 8 Mitarbeiterinnen. Meine Tätigkeit umfasst von der Personalführung, Marketing, Einkauf, Verkauf, Organisation und Buchhaltung übergreifend alles. Teile aber mittlerweile viele Aufgaben auch Mitarbeitern zu.

Hobbys: keine.

Beschreiben Sie kurz Ihre persönliche berufliche und private Situation. Sind Sie damit zufrieden?

- *selbstbestimmtes umtriebiges Leben , ob beruflich oder privat. Zufrieden - ja passt.*

Was ist für Sie Burn-Out?

- *Wie Burn-Out medizinisch genau definiert wird weiß ich nicht! Es ist eine Belastungsstörung aus der man ohne Ärztliche Hilfe nicht wieder raus kommt. - Ein Hamsterrad aus dem man sich nicht selbst befreien kann.*

Krank macht und sich durch körperliche Gebrechen bemerkbar macht. Herzrasen, Ohrton, Schmerzen, etc....

Ist Burn-Out ein typisch deutsches Phänomen?

- *keine Ahnung ... ich denke es liegt an der gesellschaftlichen Einstellung zu Leistung. Ob jemand nur Anerkennung durch Leistung bekommt. Je archaischer die Lebensweise ist, desto weniger Burn-Out... ist aber nur eine Spekulation von mir.*

Wer ist Ihrer Meinung nach eher gefährdet, ein Burn-Out zu entwickeln, Männer oder Frauen, oder kann man das nicht so sagen?

- *ich denke es hat nichts mit dem Geschlecht zu tun, sondern mit dem Job und den Erwartungen an sich und von anderen, im Job. Mit falschem Ehrgeiz, sich was vormachen und beweisen wollen. Mit sozialem Druck.*

Was versteht man unter einer Depression und einem Burn-Out-Syndrom?

Prinzipiell betrachtet handelt es sich um eine Störung, konkret um eine psychische Störung. Störungen sind unschärfer definiert als Krankheiten. Man ist entweder gesund oder man ist krank, bei einer Störung finden sich graduelle Unterschiede. Aus diesem Grund verwendet man in der medizinischen Fachsprache korrekterweise nicht die Bezeichnung „psychische Krankheit", sondern spricht von „psychischer Störung". Ein Störungs- oder Krankheitszeichen wird als „Symptom" bezeichnet, wie beispielsweise Schwitzen oder schneller Puls als ein Symptom von Stress. Der Ausdruck „Syndrom" soll verdeutlichen, dass bei einer Störung oder bei einer Erkrankung mehrere Teilstörungen, also mehrere Symptome – gemeinsam auftreten, wie beim Burn-Out-Syndrom, häufig abgekürzt nur „Burn-Out" genannt.

Durch was entstehen nun psychische Störungen? Der so genannte Bio-Psycho-Soziale Ansatz postuliert, dass sowohl die psychische Gesundheit als auch psychische Störungen Folge der Wechselwirkungen biologischer, psychologischer und soziokultureller Faktoren sind:

- Biologische Faktoren – z. B. Gene, epigenetische Veränderungen (also Veränderungen, welche nach der Zeugung bis zum Tod auf die Gene einwirken), Gehirnstruktur und Gehirnfunktion sowie Hormone und Neurotransmitter.
- Psychologische Faktoren – z. B. Stress, Traumata, stimmungsabhängige Wahrnehmungen, Erinnerungen und Handlungen, (Lebens-)Erfahrungen sowie gelerntes Verhalten.
- Soziokulturelle Faktoren – z. B. Definition von normal / gesund und nicht normal / gestört bzw. krank, Erwartungen der Gesellschaft an das Individuum, Rolle und Status.

Diese Faktoren formen unsere Persönlichkeit und beeinflussen die Art und Weise wie wir Reize aus der Umwelt und aus unserem Körper wahrnehmen, verarbeiten, bewerten und dann reagieren. So nimmt beispielsweise ein Hundebesitzer das Bellen seines Hundes nicht als aggressiv wahr, ein Passant kann sich davon aber bedroht fühlen. Das bedeutet, dass die Wahrnehmung des bellenden Hundes beim Passanten eine Stressantwort auslöst, welche sich vegetativ (Schwitzen, Pulserhöhung), muskulär (Muskelanspannung) kognitiv (Nachdenken darüber, wie kann ich auf diese Gefahr reagieren), behavioral (Verhalten: Beginnen wegzurennen) äußert.

An dieser Stelle sollen die beiden differenziert verwendeten Begriffe „Risikofaktoren" und „Belastungsfaktoren" kurz definiert werden. Natürlich stellen Belastungsfaktoren oft auch Risikofaktoren dar, sie sollen in diesem Buch jedoch unterschieden werden:

- Unter Risikofaktoren werden hier alle genetisch oder durch Verhalten erworbenen Faktoren und Einflussgrößen verstanden, welche bei einem Individuum gefunden werden können, und welche die Wahrscheinlichkeit der Entwicklung oder des Auftretens einer Störung erhöhen: diese Faktoren können biologischer, psychologischer und soziokultureller Natur sein. Als Beispiel sei eine Person genannt, die unter Übergewicht und Bluthochdruck leidet, sich regelmäßig belastungsmäßig überfordert ohne dies zu bemerken, und welche ein eher geringes Selbstvertrauen hat. Vielleicht hat sie oft die Befürchtung, die an sie gestellten Aufgaben nicht optimal bewälti-

gen zu können und hat nie gelernt „nein"
zu sagen.

- Belastungsfaktoren sind meist von außen
  einwirkende Faktoren, welche als Stressoren wahrgenommen werden. Unter Belastungsfaktoren werden alle Einflüsse subsummiert, welche von außen auf ein Individuum einwirken können, wie beispielsweise Arbeitsverdichtung, Schichtarbeit
  oder Tätigkeit in wechselnden Zeitzonen,
  Ressourcenknappheit, wenig respektvolle
  bzw. nicht wertschätzende Unternehmenskultur.

Weitere wichtige Ausdrücke sind Resilienz – also
individuelle angeborene oder individuell oder kol-
lektiv erworbene Schutzfaktoren, sowie Ressourcen. Hierunter versteht man positive Umgebungsbedingungen und individuelle Kraftquellen.

Definition Stress:
Durch spezifische äußere Reize (Stressoren) her-
vorgerufene psychische und physische Reaktionen
bei Lebewesen zur Bewältigung besonderer Anforderungen und die dadurch entstehende körperliche
und geistige Belastung.

Stress ist verantwortlich für bis zu 60 % aller Fehl-
tage im Betrieb und betrifft jeden 4. EU-Bürger.
Stress entzieht dem Körper Energie, Leistungsfähigkeit und Kreativität; zwischenmenschliche Beziehungen werden geschwächt. Negativer Stress,
sogenannter Dis-stress baut sich systematisch im
Körper auf und hinterlässt im Gehirn in den Erinne-

rungsspeichern Spuren. Stress ist vermittelt durch spezifische Nervenzellen - dem sogenannten Spiegelneuronen-System - genauso ansteckend wie gute Laune. Chronischer Stress beschleunigt den Alterungsprozess und reduziert die Lebenserwartung.
Neben der gesundheitlichen Gefährdung der Betroffenen kommt es zu immensen Kosten für den Arbeitgeber und die Solidargemeinschaft.

Im Arbeitsleben finden sich zahlreiche Bedingungen, welche zu Stressoren werden können, wie z.B.

- Arbeitsplatzunsicherheit / befristete Verträge
- Alternde Erwerbsbevölkerung
- Hoher Termindruck
- Informationsflut am Arbeitsplatz
- Hohe emotionale Anforderungen bei der Arbeit, v.a. im Gesundheitswesen und in der Dienstleitungsbranche
- Private Konflikte/ Belastungen
- Psycho-Soziale Belastungen am Arbeitsplatz

Der Psychotherapeut Herbert Freudenberger benützte 1974 erstmals den Begriff „Burn-Out", als er eine depressive Symptomatik aufgrund beruflicher Überforderung bei Mitarbeitern sozialer Berufe beschrieb.
Burn-Out ist keine Krankheitsdiagnose im Sinne einer psychischen Störung, sondern wird im internationalen Katalog der Krankheiten und Störungen – der International Classification of Diseases (ICD-

10) unter „Faktoren, die den Gesundheitszustand beeinflussen und zur Inanspruchnahme von Gesundheitsdiensten führen" und hier unter der Rubrik „Problem mit Bezug auf Schwierigkeiten bei der Lebensbewältigung" verschlüsselt.

Man geht davon aus, dass aus diesem Überforderungszustand sich im weiteren Verlauf bei entsprechender individueller Veranlagung und dem Vorliegen sonstiger Risikofaktoren eine psychische Störung wie Depression, Angst- oder Abhängigkeitsstörung oder eine körperliche Erkrankung wie eine Hypertonie oder Magen-Darmbeschwerden entwickeln kann. Das heißt konkret, dass eine Burn-Out-Störung einer psychischen und / oder körperlichen Störung vorausgehen kann, aber nicht muss.

Häufig leiden Menschen unter einer Depression, medizinisch als „depressive Störung" bezeichnet, bei welcher man keine Belastungsfaktoren findet. Das ist dann der Fall, wenn der Betroffene und seine Familie und Kollegen nicht verstehen können, wie es zur Entwicklung einer Depression kommen konnte - „alles war doch in Ordnung, es gab doch gar keinen Grund für eine Depression". Das bedeutet, dass bei fehlenden Belastungsfaktoren davon ausgegangen werden muss, dass der Betroffene Risikofaktoren aufweist, welche sich nicht bzw. noch nicht identifizieren lassen, wie z.B. genetische Parameter, welche zu einer Veränderung der Neurochemie führen, und damit die Entwicklung einer depressiven Störung fördern.

Dem gegenüber gibt es kein Burn-Out-Syndrom ohne Belastungsfaktoren. So neigen manche Ärzte und vor allem Laien dazu, eine Depression, bei welcher entsprechende Belastungsfaktoren und Risikofaktoren gefunden werden, als Burn-Out zu bezeichnen. Das ist natürlich ebenfalls nicht korrekt, da auch das Auftreten einer Depression durch entsprechende Belastungsfaktoren wahrscheinlich werden kann.

Mit anderen Worten: Nicht alle, welche unter und mit denselben Belastungsfaktoren zu leben haben, entwickeln ein Burn-Out-Syndrom. So wie auch nicht alle Menschen unter vergleichbaren Bedingungen eine Depression entwickeln. Dies deutet darauf hin, dass neben den Belastungsfaktoren zum einen auch gesundheitserhaltende Faktoren beteiligt sein müssen – sogenannte Resilienzfaktoren, zum anderen eben noch zusätzliche, individuelle Risikofaktoren die Entwicklung eines Burn-Out-Syndroms oder einer Depression beeinflussen.

Um eines klar zu stellen: Burn-Out ist nicht einfach eine Art von Depression. Allerdings ähneln sich beide Störungen ab einem gewissen Ausprägungsgrad so sehr, dass sie auf den ersten Blick nicht mehr voneinander unterscheidbar zu sein scheinen.

Lassen sich nun Depression und Burn-Out überhaupt voneinander unterscheiden?
- Ein Burn-Out kann die Vorstufe einer depressiven Störung darstellen
- Ein Burn-Out setzt das Vorliegen von Risikofaktoren und Belastungsfaktoren voraus

- Eine depressive Störung setzt das Vorliegen von Risikofaktoren voraus, Belastungsfaktoren können hinzukommen, sind aber nicht zwingend und lassen sich häufig nicht nachweisen
- Es gibt eine Burn-Out-Persönlichkeit, das heißt, Burn-Out trifft nur bestimmte Menschen.
- Depressionen können jeden treffen. Depressive Menschen können zwar auch ein Burn-Out entwickeln, dies ist jedoch eher selten, da sie sich bezüglich ihrer Persönlichkeit von Burn-Out-Persönlichkeiten unterscheiden
- Ab einem bestimmten Ausprägungsgrad gleichen sich eine schwere Depression und ein schweres Burn-Out-Syndrom zunehmend. Betroffene beider Störungen sind nicht mehr in der Lage, ihren Alltag selbstständig zu bewältigen, häufig finden sich Antriebslosigkeit, Interessenverlust, Verzweiflung bis hin zu lebensmüden Gedanken.

Folgende Symptome finden sich gemäß ICD-10 bei Menschen, welche „Probleme mit Bezug auf Schwierigkeiten bei der Lebensbewältigung" haben (dies ist der Rahmen innerhalb welchem das Burn-Out-Syndrom medizinisch-diagnostisch eingeordnet wird, sozusagen die übergeordnete Störung von Burn-Out:

- Akzentuierung von Persönlichkeitszügen

- Ausgebranntsein (Burn-Out)
- Einschränkung von Aktivitäten durch Behinderung
- Körperliche oder psychische Belastung ohne nähere Angaben
- Mangel an Entspannung oder Freizeit
- Sozialer Rollenkonflikt, anderenorts nicht klassifiziert
- Stress, anderenorts nicht klassifiziert
- Unzulängliche soziale Fähigkeiten, anderenorts nicht klassifiziert
- Zustand der totalen Erschöpfung

Es sei an dieser Stelle nochmals betont, dass „Burn-Out" als ein Begriff von hoher gesellschaftlicher Praxisrelevanz verstanden werden kann, der aber keine klinische Diagnose darstellt. Meist wird unter der Burn-Out-Störung eine arbeitsbezogene Erschöpfung verstanden, wobei es sich nicht immer um eine Erwerbstätigkeit handeln muss, sondern die auch auftreten kann, wenn eine Überlastung beispielsweise durch die oft unentgeltliche Pflege und Betreuung von Angehörigen entsteht,
Es gibt bisher kein standardisiertes, allgemeingültiges Vorgehen, um eine Burn-Out-Diagnose zu stellen. Bislang werden überwiegend nur schriftliche Selbstbeurteilungsbögen eingesetzt, vor allem das Marburger Burn-Out-Inventar (MBI). Es ist allerdings fraglich, ob mit diesem Instrument Burn-Out wirklich verlässlich diagnostiziert werden kann, valide Cutoff-Werte für die diagnostische Einteilung in mildes oder klinisches Burn-Out liegen nicht vor. Konsens ist, dass die Burn-Out-Störung

als durchgängiges Merkmal unterschiedliche Symptome aus drei Dimensionen aufweist:

1. Entfremdung (detachment) und Distanziertheit von der Tätigkeit (oft als Depersonalisation bezeichnet) mit Gleichgültigkeit und Zynismus: Klientenbezogener Burn-Out
2. Emotionale Erschöpfung (overwhelming exhaustion), aber auch körperliche und geistige Erschöpfung mit Reizbarkeit, Anspannung und Antriebsschwäche: Persönlicher Burn-Out
3. Erleben von Wirkungslosigkeit (inefficacy) und reduzierte Leistungsfähigkeit bei veränderter Selbstbewertung mit Hyperaktivität und Sinnentleerung: Aufgabenbezogener Burn-Out

Weitere wichtige Aspekte sind unerfüllte Bedürfnisse und Erwartungen, Desillusionierung und fehlgeschlagene Arbeitsanpassung.

Der typische Verlauf einer Burn-Out-Störung wird in drei Stufen gesehen, beginnend mit einer idealistischen Begeisterung, bei zunehmendem Ausbleiben von Erfolgen entsteht Frustration, welche schließlich im Stadium der Verzweiflung und Apathie enden kann.
Burn-Out wird oft als Synonym für einen chronischen Stresszustand bei permanenter Arbeitsüberlastung verwendet. Dieses manifestiert sich durch körperliche und emotionale und kognitive Erschöpfungszeichen.

Burn-Out: Symptome

Folgende Symptome sind typisch für eine Burn-Out-Störung:

- Körperliche Erschöpfungssymptome (genauer gesagt handelt es sich um körperliche (lat. soma) Beschwerden aufgrund einer psychischen Überlastung, man bezeichnet diese Zeichen auch als psychosomatische Symptome): Schlafstörungen, Müdigkeit, Kopf- und Rückenschmerzen, Darmbeschwerden sowie ganz akut: Zittern, Schwitzen und Herzrasen
- Emotionale und kognitive Erschöpfungssymptome: Reizbarkeit, Hoffnungslosigkeit, Traurigkeit, Lust- und Interesselosigkeit, Antriebslosigkeit, Schuldgefühle, Depersonalisation (d.h. Gefühllosigkeit bis hin zu ablehnender Haltung gegenüber sich selbst und den Mitmenschen)

Im Einzelnen finden sich folgende Zeichen:

- Die Betroffenen bemerken bei sich also nicht nur das Gefühl, schneller erschöpft zu sein und mehr Energie aufwenden zu müssen, sie haben auch körperliche Beschwerden.
- Die Zufriedenheit über die erbrachte Leistung nimmt ab, die allgemeine Unzufriedenheit mit sich selbst – in beruflicher oder privater Hinsicht - nimmt zu.
- Das berufliche Engagement nimmt nach anfänglichem Versuch, weiterhin trotz gro-

ßer Belastung ausreichend leistungsfähig zu bleiben, ab einem bestimmten Punkt ab.

- Weder Leistung noch Erholungspausen oder Urlaub führt zur Erholung, oder allenfalls kurzfristig (Gefühl des leeren Akkus)
- Anfänglich ist die Motivation nur in einem Teilbereich, also entweder im privatfamiliären, im sozialen Bereich (Vereine etc.) oder im beruflichen Bereich reduziert, irgendwann überall.
- Es folgen überschießende emotionale Reaktionen wie Aggression, Wut und Zustände der Verzweiflung, oft findet sich eine zunehmend zynische Distanzierung zur eigenen Arbeit, dem Betrieb, der sozialen Umgebung, welche eine zuvor vorhandene optimistische Grundeinstellung verdrängt hat.
- Begleitend findet sich nicht selten eine zunehmende Einschränkung kognitiver Leistungsfähigkeit mit Konzentrationsstörungen, Ideenlosigkeit und abnehmender Kreativität.
- Schließlich kommt es zu einer Verflachung des emotionalen Erlebens, also einer „Scheißegal-Haltung", allgemeiner Lust- und Interesselosigkeit, sozialem Rückzug und Selbsttötungsgedanken.

Fazit: Burn-Out kann als (meist beruflicher) Verausgabungsprozess verstanden werden, an dessen Ende Erschöpfung, reduzierte Leistungsfähigkeit und (zynische) Distanzierung von ehemals stark positiv besetzten Zielen stehen.

Depression: Symptome

Die Diagnose „depressive Störung" zeichnet sich gemäß ICD-10 durch folgende variable, aber dennoch charakteristische Ansammlung von Einzelsymptomen aus:
Typische Symptome sind:
- Gedrückte Stimmung
- Verlust von Interesse und Freude
- Erhöhte Ermüdbarkeit

Zusätzliche häufige Symptome sind:
- Defizite in Konzentration und Aufmerksamkeit
- Reduktion von Selbstwertgefühl und Selbstvertrauen
- Schuldgefühle und Gefühle von Wertlosigkeit
- Negative und pessimistische Zukunftsperspektiven
- Suizidgedanken, erfolgte Selbstverletzung oder Suizidhandlungen
- Schlafstörungen
- Verminderter Appetit
- Libido-Verlust

Häufig finden sich zusätzlich somatische Symptome wie beispielsweise Kopf- und Gliederschmerzen, Magen- und Darmbeschwerden.

Aus der Auflistung der Symptome bei Burn-Out als auch der depressiven Störung wird die große Übereinstimmung der Störungszeichen deutlich.

Die oben genannten biologischen Risikofaktoren können die Wahrscheinlichkeit der Entwicklung einer depressiven Störung erhöhen, bezüglich des Auftretens eines Burn-Out-Syndroms wurden bisher keine entsprechenden Faktoren isoliert. Es muss davon ausgegangen werden, dass bestimmte Persönlichkeitsstrukturen eher zu einer depressiven Störung, andere eher zu einer Burn-Out-Störung führen.

Welche psychologischen und soziokulturellen Risikofaktoren finden sich nun bei der Burn-Out-Störung?
Menschen mit folgenden Eigenschaften und Einstellungen scheinen besonders gefährdet, eine Burn-Out-Störung zu entwickeln:
- Menschen mit geringem Selbstwertgefühl, diese benötigen viel Lob und anerkennende Worte.
- Arbeit hat einen zu hohen Stellenwert im Leben des Betroffenen (schlechte Work / Life – Balance)
- Übertrieben pflichtbewusste und ehrgeizige Menschen
- Menschen mit problematischen Problemlösungsstrategien (offensiv versus abwartend)
- Wenige soziale Kontakte, Alleinstehende
- Menschen mit hoher Arbeitsbelastung

- Menschen mit subjektiv geringem Tätigkeitsspielraum
- Mitarbeiter, welche sich ungerecht behandelt fühlen
- Menschen mit unerfüllten Erwartungen
- Menschen mit geringer Frustrationstoleranz
- Menschen ohne (subjektive) oder mit nur mangelhafter Perspektive
- Menschen mit hohem Pflichtgefühl und geringer Introspektionsfähigkeit (bezüglich eigener Wünsche etc.)
- Internale Kontrollüberzeugung

Welche Belastungsfaktoren finden sich typischerweise zusätzlich?

Arbeitsplatzbedingungen:
- Arbeitsüberlastung
- Mangel an Kontrolle
- Mangelnde positive Rückmeldungen
- Mangelnde Gerechtigkeit
- Zusammenbruch des Gemeinschaftsgefühls
- Wertekonflikte
- Soziale Konflikte am Arbeitsplatz
- Hohe Anforderungen bei gleichzeitig hohem Zeitdruck und geringen Ressourcen
- Hohe emotionale Anforderungen („Helferberufe")

Soziale Faktoren:
- Individualismus, „Postmoderne"
- „White male" (weiße Hautfarbe, männlich)

- Nördliche Hemisphäre, keine Tropen, mit erschwerten klimatischen Bedingungen (dieser Faktor ist allerdings ein relativer, da Aircondition zu einer Burn-Out-fördernden Arbeitsumgebung beitragen kann)
- Protestantische Arbeitsethik
- Demokratie mit Machbarkeitsmaxime
- Kapitalismus

An dieser Stelle soll nur ganz kurz auf die Prävention und Therapie des Burn-Out-Syndroms eingegangen werden:

Prävention bedeutet die Stärkung individueller Bewältigungskompetenzen, z. B. durch Vermittlung von Stressregulationsstrategien oder Zeitmanagement- und Konfliktlösetechniken. Eine effektive Primärprävention – also Maßnahmen, welche die Entstehung einer Krankheit oder einer Störung verhindern oder stark reduzieren sollen (Beispiel: Verzicht auf Rauchen um nicht an Lungenkrebs zu erkranken) ist jedoch nur dann möglich, wenn auch potenziell pathogene Arbeitsplatzstrukturen verändert werden:

- Reduktion von Zeitdruck
- Bereitstellung von Ressourcen
- Möglichkeiten für mehr Autonomie für Beschäftigte (beispielsweise bei der Steuerung von Arbeitsprozessen).

Der Ausspruch „Prävention ist besser als Therapie!" ist zwar zutreffend, allerdings geht kaum ein

Gesunder zum Arzt, geschweige denn wegen einer „psychischen Schwäche". Eine Prävention als auch Therapie sollte:

- Personen- und persönlichkeitszentriert sein
- Arbeitsplatz- und tätigkeitsspezifisch sein
- Das soziale (betriebliche und private) Umfeld berücksichtigen
- Zeitnah und anfänglich hochfrequent erfolgen
- Von Arbeitgeber und Arbeitnehmer gemeinsam gewünscht sein

Zusammengefasst soll hier die depressive Störung der Burn-Out-Störung tendenziell gegenübergestellt werden:

Depression	Burn-Out
Grundstimmung ist hoffnungslos	Grundstimmung ist optimistisch
Unterschätzung von Veränderungsmöglichkeit und Leistungsfähigkeit	Überschätzung von Veränderungsmöglichkeit und Leistungsfähigkeit
Gefühl der Abhängigkeit von feindlicher und nicht beeinflussbarer Umwelt	Gefühl der Unabhängigkeit von beeinflussbarer Umwelt
Glaube an positive Zukunft verloren	Glaube an positive Zukunft erhalten, wenn Ressourcen vorhanden
Scheitern wird eher der (belebten) Umwelt angelastet	Scheitern wird eher als persönliches Versagen gesehen

Fluch der Postmoderne - Geschichte des Burn-Out

C.T., weiblich,

50 Jahre, geschieden, 2 Kinder, 21 und 23 Jahre
Beruf, aktuelle Tätigkeit: Ausbildungsberuf
Rechtsanwalts- und Notargehilfin, bisherige Tätig-
keit als Assistentin der Geschäftsleitung; aktuell:
Teamassistentin
Hobbys: IT/EDV, Genealogie, Heraldik, Sport
Beschreiben Sie kurz Ihre persönliche berufliche
und private Situation. Sind Sie damit zufrieden?

- *Berufliche Situation: Meine derzeitige Tätigkeit ist zwar interessant, bedeutet für
  mich jedoch fast nur Arbeitsausführung
  nach Anweisung. Mir fehlt die Eigenstän-
  digkeit und Entscheidungsfreiheit, welche
  ich in den letzten Jahren hatte. Deshalb
  schaue ich mich nach einer adäquaten Tätigkeit mit einem vielseitigen Aufgabenge-
  biet um.*

  *Private Situation: Es gibt vieles, über das
  ich mich freue. Kinder, Eltern, Schwester,
  Freunde und andere soziale Kontakte, Gesundheit, eine gemütliche Wohnung, eine
  ansprechende Stadt. Meine derzeitige
  Partnerschaft ist angenehm, aber recht un-
  verbindlich. Damit bin ich nicht ganz zufrieden, was ich ohne besondere Auswirkungen auch angesprochen habe. Deshalb
  schaue ich mich in dieser Hinsicht zwar*

nicht aktiv um, halte jedoch die Augen of-
fen.

Was ist für Sie Burn-Out?

- *Wie Burn-out schon sagt - ausgebrannt. Ich denke, die betreffende Person fühlt sich leer, kraftlos, deprimiert, hat das Gefühl gegen Windmühlen zu kämpfen und ständig zu versagen, im Chaos unterzugehen, nichts richtig zu machen. Dazu kommen wohl auch körperliche Symptome bzw. Ausfallerscheinungen.*

  Als Ursache könnte ich mir dauerhaft unbefriedigende Situationen vorstellen, beispielsweise durch Mobbing am Arbeitsplatz oder mangelnde Wertschätzung - auch in der Familie, ungeliebte Routinen, welche unter Umständen für Resignation, ein Gefühl von Ohnmacht oder Hassgefühle sorgen, ohne dass es möglich erscheint, diese Routinen zu unterbrechen.

Ist Burn-Out ein typisch deutsches Phänomen?

- *Nein, das glaube ich nicht. Die meiner Meinung nach möglichen Ursachen können im Prinzip auf unserem gesamten Planeten gegeben sein - abhängig von verschiedenen Faktoren wie zum Beispiel Kultur und Gesellschaftsform möglicherweise nur schwächer oder stärker vertreten als in Deutschland.*

Wer ist Ihrer Meinung nach eher gefährdet, ein Burn-Out zu entwickeln, Männer oder Frauen, oder kann man das nicht so sagen?

- *Ich glaube, dass eine Burn-out-Erkrankung nicht unbedingt geschlechterspezifisch ist. Allerdings waren Frauen in den letzten Jahrhunderten oder gar Jahrtausenden häufig bzw. fast durchgängig und mit wenigen Ausnahmen ohne Rechte, offiziell ohne Macht und ein Spielball der Gewalten, so dass sich die biologischen Komponenten möglicherweise ein wenig angepasst haben, um das Überleben zu sichern. Ich meine, dass Frauen emotional ein wenig stärker und allgemein eher in der Lage sind, deprimierende und vielleicht auch ausweglose Situationen zu verkraften.*

Ich halte mich selbst nicht für Burn-out gefährdet. Es gab in meinem Leben zwar vereinzelt depressive Verstimmungen - besonders im Zusammenhang mit emotionaler oder finanzieller Not - aber insgesamt bin ich ein lebensfroher und ausgesprochen positiv denkender Mensch. Negative Ereignisse oder Routinen versuche ich zu analysieren, letztere zu durchbrechen und meine Erfahrungen daraus zu ziehen. Insgesamt genieße ich das Leben - ich habe vielleicht nur eines - und kann mich auch an kleinen Dingen erfreuen. Und generell gefällt mir im übertragenden Sinne die Achterbahn mit ihren Ups und Downs besser als das gleichbleibend Langweilige.

F.G., weiblich,

54 Jahre, verheiratet, 2 Kinder, 21 und 19 Jahre.
Beruf, aktuelle Tätigkeit: Ich bin selbständig als Physiotherapeutin in eigener Praxis mit 4 Mitarbeitern.
Hobbys: Meine Hobbies sind Zumba und Singen im Chor.
Beschreiben Sie kurz Ihre persönliche berufliche und private Situation. Sind Sie damit zufrieden?

- *Ich bin seit 11 Jahren selbstständig und führe eine Praxis von 100 qm. Patientenbetreuung Mitarbeiterführung Mitarbeitersuche bürokratischer Aufwand und Wirtschaftlichkeit stellen mich immer wieder vor neue Herausforderungen. Phasenweise befand ich mich in einem Zustand der Gedankenkreiselungen. Im Moment versuche ich die Alltagsherausforderungen positiv anzugehen.*

Was ist für Sie Burn-Out?

- *Burn-Out ist für mich ein Zustand der Dekompensation, der sich in unterschiedlicher Weise äußern kann: körperliche Symptome wie Hoher Blutdruck, Schlaflosigkeit, Appetitlosigkeit, und Schwäche sowie zahlreiche andere vegetative Symptome sind möglich. Psychische Symptome wie Wutanfälle und Hilflosigkeit...Lethargie.*

Ist Burn-Out ein typisch deutsches Phänomen?

- *Ja das mag ein deutsches Phänomen sein. Ein bisschen komm ich heut nicht komm ich morgen, wäre da gesünder.*

Wer ist Ihrer Meinung nach eher gefährdet, ein Burn-Out zu entwickeln, Männer oder Frauen, oder kann man das nicht so sagen?

- *Ich glaube, dass eventuell mehr Frauen wie Männer betroffen sind. Das Leben heute ist so vielschichtig voll mit Anforderungen und Erwartungen gleichzeitig ist kein adäquater Stressabbau durch Bewegung möglich.*

Helden der Arbeit

Der Psychoanalytiker C. G. Jung wurde 1913 aufgefordert, über die „Neurasthenie" zu schreiben, er soll entgegnet haben, dass er darüber nicht schreiben möchte, weil: „ich zu wenig davon verstehe und auch gar nicht daran glaube." In manchen Lehrbüchern ist zu lesen, dass der Vorläufer des heutigen Burn-Out-Syndroms die so genannte Nervenschwäche - wissenschaftlich Neurasthenie – war. Dieses Krankheitsbild war Ende des 19. und Anfang des 20. Jahrhunderts die Modeerkrankung der Frauen gehobener Gesellschaftsschichten.

Ob diese allgemeine psychische und körperliche Schwäche der Vorläufer von Burn-Out ist, lässt sich allerdings bezweifeln. Klar – auch die Neurasthenie zeichnet sich durch emotionale (aber auch körperliche und geistige) Erschöpfung aus, verbunden mit Reizbarkeit, Anspannung und Antriebsschwäche. Was fehlt, sind die wichtigen Dimensionen des Burn-Out - Entfremdung und Distanziertheit von der Tätigkeit (oft als Depersonalisation bezeichnet) sowie das Erleben von Wirkungslosigkeit.

Das Burn-Out-Syndrom ist eine Störung der Gegenwart, eine vergleichbare Beschreibung findet sich nicht aus früheren Zeiten. Allerdings hat sich die Einstellung des Menschen zur Arbeit in den letzten 3 Jahrhunderten nachhaltig geändert und damit auch die Entwicklung eines Überlastungssyndroms im Sinne eines Burn-Out für Fortgeschrittene möglich gemacht.

Die durchschnittliche Arbeitszeit in Deutschland lag Mitte des 19. Jahrhunderts bei 82 Stunden in der Woche. 1900 betrug sie 60 Stunden, 1950 lag sie bei 48 Stunden. In den neunziger Jahren des letzten Jahrhunderts wurde die Wochenarbeitszeit in manchen großen Firmen - maßgeblich auf Druck der Gewerkschaften - auf 35 Stunden reduziert. Und nun ein Phänomen wie Burn-Out? Das erscheint in keiner Weise stimmig. Früher - wahrscheinlich die gesamte Menschheitsgeschichte - war das Leben Arbeit, konkret Nahrungserwerb und -zubereitung, Kriegsführung, Suche nach Fortpflanzungspartnern, Kinderaufzucht, Zeiten der Immobilität durch Krankheit und Siechtum.

Kann man heute von gemütlichen Zeiten mit großzügiger Freizeit reden? Von großzügiger Freizeit sicherlich - diese darf aber nicht mit Freiheit gleichgesetzt werden. Und gemütlich: es scheint als ob die gemütlichen Zeiten für manche Menschen - insbesondere für die Zielgruppe dieses Buches - vorbei zu sein scheinen.

Von Napoleon Bonaparte (1769-1821) soll der Spruch stammen: „denkt daran, dass keiner unter euch ist, der nicht den Marschallstab in seiner Patronentasche hat." Wahrscheinlich war sein aristokratischer Nachfolger Ludwig XVIII der Urheber, am 8.8.1819, was als Indiz dafür gewertet werden kann, dass der Geist der Revolution und Demokratie auch die Bourbonen-Monarchie erreicht hatte.

Jedenfalls ist demnach nicht mehr die bloße Herkunft, sondern die Leistung des Einzelnen maßgeblich dafür, wie weit man es in der Hierarchie bringen kann. Das Leistungsprinzip als solches ist von Napoleon sicher nicht erfunden worden, doch war er bekannt für die Förderung auch einfacher Soldaten bei entsprechenden Leistungen.

Alexei Grigorjewitsch Stachanow (1905-1977) förderte am 31. August 1935 in einer Kohlegrube als Hauer im Donez-Becken in einer Schicht 102 Tonnen Kohle. Somit übererfüllte er, mithilfe von sieben Zuarbeitern, die ihm zur Seite standen, die gültige Arbeitsnorm um fast 1500 %. Auch wenn davon auszugehen ist, dass die Zahlen sozialistisch geschönt wurden, kann man von einer immensen Normübererfüllung ausgehen. Dies wurde durch die sowjetische Propaganda ausgeschlachtet, in der Folge organisierten Gewerkschaften und die KPdSU die so genannte Stachanow-Bewegung zur Steigerung der Arbeitsproduktivität in der Sowjetunion, indem sie ihn zum Vorzeigearbeiter machten. Die sogenannten Stachanisten galten als Eliten und Leistungsträger der sozialistischen Gesellschaft. Auch in der DDR gab es den Ehrentitel Held der Arbeit, mit welchem bahnbrechende Taten für den Aufbau und den Sieg des Sozialismus in der Volkswirtschaft ausgezeichnet wurden. Das Schicksal von Stachanow war allerdings tragisch: Nach seinem Rekord wurde er Abteilungsleiter für Sozialistischen Wettbewerb im Ministerium für Kohleindustrie. Seiner Alkoholabhängigkeit geschuldete Schwierigkeiten führten schließlich zu einem Ultimatum, Moskau binnen 24 Stunden zu verlassen. Er arbeitete danach als Gehilfe eines Zecheningenieurs. Der Allunions-Konferenz zum vierzigsten Jahrestag der Stachanow-Bewegung musste er fernbleiben. Stachanow starb vereinsamt und depressiv als Alkoholiker, was die sowjetische Führung nicht daran hinderte, ihn als sozialistisches Vorbild zu feiern, 1970 erhielt er den Orden „Held der sozialistischen Arbeit".

Die Botschaft beider Protagonisten ist eindeutig: Nicht mehr die Zugehörigkeit zu einem Stand, einer Rasse oder einem Geschlecht soll ausschlaggebend sein, sondern das berufliche Engagement und die Leistung sollen über den Erfolg entscheiden.

Die Geister die hiermit gerufen wurden, sollte man nicht mehr loswerden: Gemäß Adam Smith (1729-1790) wird die Arbeit im Industriekapitalismus zum zentralen Daseinszweck. Mit der Einführung von Maschinen und der Qualifizierung von Arbeitskräften wurde Zeit zum zunehmend kostbaren Gut - jede hoch qualifizierte Arbeitsminute zählte. Zunehmend mehr Leistung wurde in immer weniger Zeit gefordert. Die konsequente Weiterentwicklung war der so genannte „Fordismus", seine Fließbandproduktion mit der Marx´schen Entfremdung des Arbeiters von seinem Produktionsgut ist geradezu ein Paradebeispiel dafür, wie im Kapitalismus der Mensch zunehmend fremd bestimmt wird und sich kognitiv und emotional vom Produkt seiner Arbeit entfernt – ent-fremdet. Der Hand-fertigende Schuster wird zur Rarität.

Mit der ungleichen Verteilung der Produktionsmittel geht die Ungleichverteilung der Entscheidungsbefugnisse einher. So definierte der Ingenieur und Arbeitswissenschafts-Theoretiker Winslow Taylor 1911 die Grundsätze der wissenschaftlichen Betriebsführung wie folgt: Mitarbeiter werden geführt, Entscheidungen werden von oben getroffen. Die Leistungsgesellschaft ist die Kontrollgesellschaft.

1969 verstarb ein neunundzwanzigjähriger verheirateter Arbeiter der Versandabteilung der größten japanischen Zeitung nach einem Schlaganfall. Ende der 1980er Jahre verstarben plötzlich mehrere Manager mittleren Alters ohne ein Zeichen einer sonstigen Erkrankung. Fragliche Todesursache: Ein durch Stress ausgelöster Herzinfarkt oder Schlaganfall. In diesem Zusammenhang wurde der Ausdruck „Karoshi" geprägt, wörtlich „Über-Arbeiten-Tod". Im Jahr 2000 hatten sich rund 40 Kliniken in Japan auf die Behandlung Karoshi-gefährdete Patienten spezialisiert. Mittlerweile ist in Japan anerkannt, dass Menschen nicht über Jahre hinweg 6-7 Tage pro Woche mehr als 12 Stunden täglich arbeiten können, ohne körperliche und geistige Folgeschäden zu erleiden.

Gesellschaftliche Komponenten spielen bei der Burn-Out-Entstehung eine bedeutende Rolle. Was hat sich seit Napoleon bis 2015 geändert:

- Leistung als Voraussetzung für Gerechtigkeit und Fairness. In demokratischen Staaten ist anstelle der Privilegiengesellschaft die Leistungsgesellschaft getreten.
- Das Leistungsprinzip stellt ein Herzstück der Emanzipation dar: „dem Tüchtigen gehört die Welt". Stichwort: Normative Leistungsgesellschaft.
- Die Kehrseite dieser primär positiven Entwicklung ist die Scheinfreiheit: Verantwortung übernehmen zu müssen, ohne die Ressourcen zur Verfügung gestellt zu bekommen um der Verantwortung gerecht werden zu können.

Damit wird auch klar, dass das Burn-Out-Syndrom ein Phänomen der Industrieländer darstellt. Während in Entwicklungsländern und sogenannten Schwellenländern noch um menschliche Arbeitsbedingungen, Verbot der Kinderarbeit und Arbeitszeitregelungen gekämpft wird, hat man in Industrieländern einige dieser Probleme gelöst. Neu ist die Freiheit, über sein Arbeitspotential weitgehend selbst zu entscheiden, die Möglichkeit, zu mehr zu arbeiten um mehr zu erreichen. Gleichzeitig haben die gestiegenen Erwartungen an die Flexibilität und die Mobilität der Mitarbeiter eine zunehmende gesellschaftliche Vereinsamung, Isolation und Anonymität sowie geänderte Kommunikationsformen zur Folge. Das Ausbrennen durch Arbeit ist sozial akzeptiert und anerkannt - ein Kulturphänomen geworden.

Die postmoderne Risikogesellschaft

In der sogenannten „Moderne", also der Zeit nach dem 2. Weltkrieg bis etwa zu den Studentenrevolten 1968, fungierten persönliche Beziehungen der Freundschaft oder der sexuellen Intimität als Mittel zur Stabilisierung sozialer Bindungen. Die sogenannte „Postmoderne" kann als desintegrative Weiterentwicklung der „Moderne" verstanden werden. Die postmoderne Gesellschaft unterscheidet sich von der modernen Gesellschaft nur graduell durch den noch weiter fortgeschrittenen Modernisierungs- , Rationalisierungs- und Partialisierungsgrad insbesondere in der Arbeitswelt, im Familienleben und in der Politik. Glaubte man in der „modernen" Epoche in den ersten 30 Jahren nach Ende des 2. Weltkrieges noch an ein grenzenloses Wachstum, so kamen spätestens im Zuge des Protestes gegen den Vietnamkrieg in größeren Teilen der Bevölkerung Zweifel auf. Das ist interessant, war doch das Leben seit Entwicklung des Menschen für diesen immer schon gefährdet durch Gefahren und Bedrohungen aus der Natur einerseits und durch seinen „Mit"-Menschen andererseits. In der Zeit des deutschen Wirtschaftswunders herrschte aber nicht nur hier Aufbruchsstimmung und ein durch nichts zu brechender Optimismus und Glaube an die Machbarkeit, sie hatte mehr oder weniger den ganzen Globus ergriffen – Stichwort bemannter Mondflug.

Die Rückschläge waren praktischer Art – endlose kriegerische Auseinandersetzungen, die mangelnde Beherrschung von Naturkatastrophen, durch Menschen verursachte Umweltschäden. Die Studie „Grenzen des Wachstums" des Clubs of Rome aus dem Jahr 1972 thematisierte mögliche Folgen des ungebremsten Fortschritts. Das Modell der Schichtenzugehörigkeit wurde durch das der Milieuzugehörigkeit ausgetauscht, was bedeutet, dass Individuen sich mit Menschen zusammenschließen, welche sich durch ähnliche Lebensweise und Lebensauffassung auszeichnen. Fünf gesellschaftliche Großmilieus werden von dem Soziologen Schulze unterschieden:

1. das Niveaumilieu (gesellschaftlich hoher Rang, meist ältere Personen mit hoher Bildung)
2. das Harmoniemilieu (meist ältere Personen mit einfacher Schulbildung, im Vordergrund steht die Suche nach Geborgenheit und Gemütlichkeit)
3. das Integrationsmilieu (steht zwischen 1 und 2, meist ältere Personen der mittleren Bildungsschicht, im Vordergrund stehen Anpassung und gesellschaftliche Konformität)
4. das Selbstverwirklichungsmilieu (geprägt von Bessergebildeten unter 40 Jahren)
5. das Unterhaltungsmilieu (insbesondere jüngere Personen mit niedrigem Schulabschluss)

Eine Kommunikation über die Milieugrenzen hinaus ist eher selten, es ist allerdings auch möglich, gleichzeitig in unterschiedlichen Milieus zuhause zu sein. Die Managerin kann neben der „Wirtschaftswoche" auch Esoterikmagazine lesen und diesbezügliche Angebote wahrnehmen. Wenn so etwas wie ein Wertewandel festzustellen ist, dann zumeist im Sinne einer Wertepluralisierung. Statt dem orthodoxen kapitalistischen „Haben" und dem postkapitalistischen „Sein" ist nun beides möglich, natürlich nur bei entsprechender Einkommensstruktur: Eine hedonistisch anmutende Synthese aus „Haben und Sein und Genießen". Dieses sogenannte hedonistische Milieu weist gewisse Gemeinsamkeiten mit dem Selbstverwirklichungsmilieu auf (z.B. Bildungs- und Einkommensniveau), allerdings scheint die stärkere Konsumbetontheit ohne längerfristige Zielkonsistenz beim hedonistischen Milieu am stärksten ausgeprägt zu sein, im Sinne einer „Erlebnisgesellschaft", in welcher selbst Religion zum Konsumgut wird, wie andere Güter und Dienstleistungen auch. Allerdings ist es beileibe nicht so, dass in der Postmoderne das Individuum den Ereignissen spielballähnlich ausgeliefert ist.

Es wird nur täglich gezwungen sich zu entscheiden. Mit dem Wertepluralismus geht ein Entscheidungspluralismus einher. Die Entscheidungen obliegen dem Individuum. Richtig und Falsch werden zu vagen Begriffen, ein Kategorischer Imperativ wird zum Kategorischen Konjunktiv. Die Freiheit zur Entscheidung birgt die Freiheit und Gefahr der Fehlentscheidungen. Neben einer früher (in moderner Zeit), durch die nur geringgradig ausgeprägte globale Vernetzung nicht wahrgenommenen Bedrohung der gesamten Ökosphäre, sieht sich der postmoderne Mensch nun durch individuelle Fehlplanung mit der Gefährdung seiner (beispielsweise beruflichen oder familiären-partnerschaftlichen) individuellen Existenz konfrontiert und ist gezwungen, die Folgen der Entscheidungsfreiheit selbst zu tragen. Der Mensch lebt in einer „Risikogesellschaft", wie es der Soziologe Beck genannt hat. Soziale Beziehungsgefüge werden bei Personen, welche sich dem Selbstfindungsmilieu zugehörig fühlen zunehmend zu „reinen Beziehungen", wie Giddens sie nennt. Der Partner (geschäftlich, privat, sexuell, „medizinisch") wird wegen einer oder mehreren bestimmten Eigenschaften ausgewählt (dies geschieht sicher nicht immer bewusst), die Beziehung „wird nicht durch materielle Grundlagen, Institutionen oder Traditionen gestützt, sie wird nur um ihrer selbst willen eingegangen und besteht nur, solange sich beide darin wohl fühlen, solange beide einen emotionalen „Wohlfahrtsgewinn" haben. Dadurch ist ihre Stabilität riskiert, ja, es gehört zu ihrer Reinheit, prinzipiell instabil zu sein, sie verriete ihre Prinzipien, wenn sie Dauer um der Dauer willen anstrebte", so der Sexualwissenschaftler Schmidt. Eine steigende Zahl an Scheidungen, kürzer werdende Beziehungen und eine zunehmende Zahl an unehelichen Partnerschaften sind das reale Korrelat. Dass es sich hier aber nicht um einen Werteverfall, sondern zum Teil nur um Folgen größerer finanzieller Unabhängigkeit, wie auch einer höheren Lebenserwartung handelt, wird in konservativen Kreisen gerne (bewusst) übersehen.

Das höhere Risiko ist der Preis der Freiheit, den man in Zeiten, in welchen es einem gut geht, gerne zu zahlen bereit ist.

Wertepluralismus und Entscheidungspluralismus und der Zwang zur Simplifizierung

1976 sagte Bell in seinem Buch „The coming of Post-Industrial Society: A Venture in Social Forecasting" eine Welt voraus, in welcher die Ökonomie auf Information und nicht wie bisher auf der Warenwirtschaft basieren würde. Die neue, nachindustrielle, postmoderne Gesellschaft würde die alte nicht ersetzen, aber in weiten Bereichen überlagern, ähnlich der Koexistenz zwischen Industrie und Agrarwirtschaft. Bell postulierte die Geburt einer sozialen Klasse von Wissenden, einen Wechsel von Gütern zu Dienstleistungen und eine veränderte Rolle der Frau. Diese Veränderungen sind Folge eines zunehmend größeren Einflusses der Wissenschaft, welche als Schrittmacher für technischen und sozialen Wandel fungiert.

Die Prophezeiungen sind Realität geworden. Die „Wissensgesellschaft" sieht sich nun mit dem Problem der Informationsüberflutung konfrontiert, und es wird die Aufgabe der Zukunft sein, aus der Mannigfaltigkeit der Informationen „wichtige" zu selektieren. Der Übergang in die „Informationsgesellschaft" ist in vollem Gange. Meist mangelt es am nötigen Wissen, um eine sinnvolle Selektion durchführen zu können.

In der Postmoderne wird diese Selektion dann durch „Abkürzungen" (im Sinne einer Simplifizierung) vorgenommen, wenn Wissensgebiete betroffen sind, welche nicht deckungsgleich mit den eigenen sind. Dass wir außerhalb unseres Fachgebietes eine funktionelle Debilität demonstrieren, kann mancher Computer-Laie beim Kauf eines PCs oder Smartphones an der Reaktion des Verkäufers ablesen.

Der Rekurs auf einfache Antworten, wie er deshalb zunehmend praktiziert wird, ist eine logische, aber zu simple und bequeme Strategie.

Simplifizierung bedeutet, dass die einzelnen Schritte von der Frage zur Antwort, von der Aufgabe zur Lösung vom Laien nicht mehr nachvollzogen werden können. Um die hierdurch entstehenden (kausalen) Lücken zu füllen, bleibt ihm nichts anderes übrig, als (dem Spezialisten) zu glauben.

Es bleibt festzuhalten, dass sich der Einzelne für alle Gebiete, in welchen er sich nicht auskennt (und die werden immer zahlreicher) „glaubhafte und glaubwürdige" Fachleute suchen muss. Diese „Glaubwürdigkeit" ist von der Person des Spezialisten ebenso abhängig wie von der Erwartungshaltung des Laien, wie anhand der Therapeuten-Patienten-Beziehung schon ausgeführt wurde. Nicht ein „Zwang zur Häresie", sondern ein „Zwang zur Simplifizierung" leitet den postmodernen Menschen.

Das bedeutet, wir treffen zunehmend Entscheidungen, für welche uns das Wissen und /oder die richtige Information fehlt. Eine Situation mit welcher sich Politiker tagtäglich konfrontiert sehen, glücklicherweise denkt, spricht, handelt im Bedarfsfall ein Expertenstab. Der Normalsterbliche ist in seinen Entscheidungen zwar nicht ganz allein, er kann Freunde und Kollegen fragen. Entscheiden muss er schlussendlich selbst. Sei es bei der Wahl der Schule, der 2. Fremdsprache, des Berufs oder des Studiums, des Wohnorts, der Partnerwahl bzw. konkreter bei der Wahl des Ehepartners, und so weiter. Keiner will wieder in die Zeiten der maximalen Fremdbestimmung zurück, keiner will mehr einen Staat, welcher bestimmt, welchen Beruf man ergreifen soll. Keine Eltern, die bei der Partnerwahl mitentscheiden oder die Zukünftige bzw. den Zukünftigen für einen aussuchen. Der Zusammenbruch alter Ordnungen konfrontiert viele Menschen geistig unvorbereitet mit einem neuen Individualismus. Diese Freiheit ist ein politisches und soziales Phänomen, welche im Handeln und nicht im Wollen oder Denken nun in der Postmoderne erstmals Wirklichkeit werden kann und nicht nur als „bloße" Idee in den Köpfen einer bestimmten Schicht existiert. Aber eines sollte dann klar sein: wenn es schief geht, dürfen weder der Staat noch die Eltern verantwortlich gemacht werden. Den Verantwortlichen sieht man jeden Morgen im Bad ungeschminkt im Spiegel. Nicht nur bei den Pflichten - Partner- und Berufswahl etc. – sondern auch bei Kürdisziplinen wie Freizeitgestaltung, Auswahl des Freundeskreises und so weiter.

Diese Freiheit hat durch ihre Omnipräsenz einen gewissen Reiz verloren, so dass eine Tendenz zu einer freiwilligen Re-Traditionalisierung beobachtet werden kann. In der „Schönen neuen Welt" meinte Aldous Huxley, „werden die Menschen dadurch kontrolliert, dass man ihnen Vergnügungen zufügt." Für den Soziologen Zygmunt Bauman ist die Fremdbestimmung, die durch den Zwang einst offenkundig war, heute hinter der Verführung verborgen.

Fazit: Wir haben heutzutage Freiräume, von welchen unsere Vorfahren nur träumen konnten. Einerseits ist die Welt in vielen Demokratien in lokalen Bereichen kontrollierbarer geworden, global betrachtet allerdings eher nicht. Die Gestaltungsfreiräume im Arbeitsbereich sind für einige, meist besser ausgebildete Menschen größer geworden, bei höheren Anforderungen an Leistung im Allgemeinen, räumliche, tätigkeitsbezogene und private individuelle Flexibilität. Leistung macht sich häufig bezahlt, diesbezügliche Grenzen liegen oft im Individuum. Mit jeder zusätzlichen Entscheidungsnotwendigkeit wächst das Risiko einer Fehlentscheidung, mit unterschiedlichen Konsequenzen im beruflichen und privaten Bereich. Die zunehmende Spezialisierung und Fragmentierung der postmodernen Welt zwingt den Einzelnen, Interessens- und Tätigkeitsschwerpunkte zu setzen und in anderen Bereichen sich auf Dritte zu verlassen, und notgedrungen von diesen abhängig zu sein. Ein Bauer, welcher noch vor 50 Jahren mehr oder weniger Selbstversorger und somit unabhängig gewesen ist, hat zwar heute einen nicht nur unter pekuniärem Aspekt deutlich höheren Lebensstandard, sieht sich heute aber vielfältigen Abhängigkeiten ausgeliefert – von der EU-Milchquote bis zur Düngemittelindustrie.

Die Wahlfreiheit in vielen Bereichen des Lebens ist gleichzeitig zur Wahlpflicht geworden, die Freiheit bei näherem Hinsehen nicht selten eine Scheinfreiheit.

Der Protagonist – das sind Sie

B.H., männlich,

54 Jahre, verheiratet, 2 Kinder, 22 und 20 Jahre.
Beruf, aktuelle Tätigkeit: Pfarrer, z.Zt. als Klinikseelsorger in der Psychiatrie auf einer 100% Stelle
Hobbys: (keine Angaben)
Beschreiben Sie kurz Ihre persönliche berufliche und private Situation. Sind Sie damit zufrieden?

- *Sie befragen mich als jemanden, der nach Ihrer Beschreibung auf Grund seiner Tätigkeit mit Burn-Out zu tun haben könnte. „Auf Grund ihrer Tätigkeit" verstehe ich im doppelten Sinne. Zum einen auf Grund meiner Tätigkeit als Pfarrer überhaupt und zum anderen auf Grund meiner Tätigkeit als Klinikseelsorger in der Psychiatrie, wo mir dieses Phänomen ebenfalls bei meiner Klientel begegnet. Bei meinen Antworten habe ich jeweils unterschieden aber doch beide Perspektiven im Blick.*
  Seit bald 25 Jahren bin ich mit meiner Frau zusammen verheiratet. Sie ist selber auch Akademikerin und vollzeitig erwerbstätig. Wir wohnen in einem 2013 erworbenen und grundsaniertem Eigenheim, nachdem wir über 20 Jahre im Gemeindepfarramt in Pfarrwohnungen und Pfarrhäusern verbracht haben, genießen wir die neue Wohnsituation. Sie ermöglicht, Dienst

und Freizeit deutlicher zu trennen, als dies vorher der Fall gewesen war. Auch genieße ich die bis dahin verschmähten Freuden an Garten und Haus.

Unsere Kinder haben beide jeweils noch ein Zimmer in unserem Haus, doch leben beide vorwiegend an ihren verschiedenen Studienorten, sodass für meine Frau und mich seit ungefähr zwei Jahren ein neuer Lebensabschnitt auf verschiedenen Ebenen privater und auch beruflicher Art stattgefunden hat, den ich überwiegend positiv bewerte.

Beruflich konnte ich nach den Jahren der Gemeindearbeit meinen Fokus auf einen pastoralen Bereich im Besonderen legen. Meine Fort- und Weiterbildungen im Bereich Seelsorge, systemische Therapie und Supervision haben mit der Wahl auf die Stelle als Klinikseelsorger eine Würdigung durch meinen Dienstgeber erfahren.

Dadurch ging für mich auch ein Wunsch in Erfüllung, einen Stellenwechsel mit einer qualitativen Veränderung zu verbinden.

Wenn ich danach gefragt werde, wie es mir an meiner neuen Stelle geht, antworte ich. "Ich bin hier glücklich."

Was ist für Sie Burn-Out?

- *Den besten Satz, den ich seit langem gehört oder gelesen habe, entstammt der Vorankündigung einer Sendung im Deutschlandfunk wohl eher kabarettistischer Art. „Burn-Out" ist nicht, dass jemand zu viel* für etwas brennt und dabei ob des Zuviel auszubrennen droht. Burn-Out meint wohl viel mehr, dass jemand zu wenig oder für gar nichts mehr brennt."

Wenn meine aus dem Gedächtnis stammende Formulierung auch nicht die pointierte Formulierung mehr aufweist, so drückt sich immer noch darin aus, dass die Ursache für das Phänomen Burn-Out vermutlich weniger durch quantitative Beschreibungen als vielmehr durch qualitative Beschreibungen verstanden werden kann.

Dass jemand zu wenige brennt und darum Burn-Out erfährt, erscheint auf das erste paradox. Aber vielleicht lässt es sich besser verstehen, was in Menschen geschieht, wenn ihr Leben, wie sie es leben, in ihren Augen keinen erkennbaren Sinn aufweist. Denn wer für eine Sache brennt, das, was er/sie tut, für sinnvoll erachtet, vollbringt eine Tätigkeit, die investierte Energie wiederum als neue Energie zurückfließen lässt. Dagegen ermüdet und erlahmt am Ende, wer für sich selbst keinen bedeutsamen Sinn in dem erkennen kann, wofür er als Mensch Zeit, Arbeit und Leistung zu erbringen hat.

Als Gemeindepfarrer hatte ich oft dieses Gefühl. Es gibt Tätigkeiten, die kosten mich Energie und ich lass meine Energie in dieser Arbeit zurück. Dagegen gibt es Tätigkeiten, die wiederum Energie an mich zu-

rückfließen lassen. Arbeiten, die mich be-
geistern und die mich nicht erschöpft, son-
dern neu belebt zurücklassen.

Wer zu wenig Tätigkeiten findet oder diese
sich überhaupt wählen kann, die sinnvoll
erscheinen, für die jemand sich begeistern
kann, sondern nur tun muss, wohin es ihn /
sie ohne innere Mission / Berufung / Be-
geisterung nötigt, der / die droht zu ermü-
den, auszubrennen.

In der Art sinnvolle Tätigkeiten können im
privaten und im beruflichen Bereich gefun-
den werden. Z.B. die Pflege von Angehöri-
gen kann beides bedeuten. Sinnleere
Pflichterfüllung oder sinnhafte Aufgabe.
Das jeweilige Subjekt allein entscheidet
oder bewertet die Tätigkeit bzw. sein Leben
überhaupt. Ein Mangel von Aufgaben mit
sinnvollem Charakter kann ja überaus
stressvoll und „ausbrennend" erlebt wer-
den. Wer in jungen Jahren aus dem Ar-
beitsleben ausscheidet, kann gerade des-
halb Phänomene des so beschriebenen
Burn-Outs aufweisen.

Ist Burn-Out ein typisch deutsches Phänomen?

- *Um diese Frage beantworten zu können,*
  fehlen mir internationale Vergleichsmög-
  lichkeiten. Was ich jedoch in der Klinik und
  insbesondere auf der Station für Depressi-
  onserkrankungen und Aufnahmestationen
  beobachte, dass viele Menschen dort mit
  Migrationshintergrund wegen Erschöp-
  fungszuständen eingeliefert werden. Sofern

es mir möglich ist und ich mit einzelnen Patientinnen oder Patienten in Kontakt gekommen bin, verbergen sich hinter der Erschöpfung, die gerne als Depression diagnostiziert wird, oft ungelöste Lebenskonflikte. Oft meine ich Fragen herauszuhören, die nach einer Antwort suchen, ob das Leben, so wie es sich ihnen darstellt, einen Sinn hat, weitergeführt zu werden.

Insofern würde ich sagen, ist das Phänomen Burn-Out kein deutsches Phänomen alleine.

Wer ist Ihrer Meinung nach eher gefährdet, ein Burn-Out zu entwickeln, Männer oder Frauen, oder kann man das nicht so sagen?

- *Ich vermute, dass die Antwort auf diese Frage etwas damit zu tun haben wird, wie von dem Phänomen Burn-Out erzählt wird. Erfolgt die Erzählung dieser Erkrankung als eine typische Managererkrankung, so dürfte man eher an Männer dabei denken. Das gilt in gleicher Weise, wie vom Herzinfarkt erzählt wird. Der rauchende, sich wenig bewegende und viel arbeitende Freiberufler erleidet mit Mitte fünfzig einen Herzinfarkt. So könnte auch vom Burn-Out eine Erzählung sich anhören.*

  Ob sich auf der Intensivstation Innere Medizin mehr Männer als Frauen mit Herzinfarkt befinden, das müsste dort erfragt werden. Ich vermute, es hält sich die Waage.

Ähnlich verhält es sich vielleicht mit dem Phänomen Burn-Out. Wem werden diese Phänomene gesellschaftlich zugeschrieben, wem wird mit diesen Symptomen ein Ausstieg auf Zeit erlaubt oder eine Veränderung der Lebenssituation ermöglicht? Ich vermute, dass dies eher Männern gegenüber erfolgt. Frauen gegenüber vermutlich nur, wenn sie beruflich tätig sind, vielleicht in leitender Position sich befinden. Dass einer Hausfrau ein Burn-Out zugesprochen wird, erscheint mir weniger wahrscheinlich als einer als Single lebenden Geschäftsführerin eines größeren Unternehmens.

Als Resümee meines Nachdenkens über Ihre Fragen, komme ich zu folgendem Schluss:

Solange das Phänomen Burn-Out zu den Werten einer leistungs- und aufopferungswilligen Gesellschaft konform geht, ist dieses Phänomen zu erleiden legitim, erfährt es sogar soziale Wertschätzung. Würde es aber, wie die kabarettistische Einlage unter Punkt 2 es nahelegt, als eine bisher unzureichend beantwortete Sinnfrage verstanden werden, nicht eines Zuviel an Arbeit und Leistung, sondern eines Zuwenig an Antwort auf die Frage Wozu und Wofür, verlöre dieses Phänomen vermutlich an Attraktivität in unseren Breiten der westlich kapitalistischen Gesellschaft.

N.G., weiblich,

51 Jahre, verheiratet, 2 Söhne im Alter von 19 und 20 Jahren.
Beruf, aktuelle Tätigkeit: Bäckerin mit verschiedenen kleinen Fortbildungen im Bereich Ernährung und Grafik, Betreuung von Bio-Bäckereien (Teilzeit ca. 18 Stunden), hauptverantwortlich im Familienhaushalt, diverse kleine Nebenjobs
Hobbys: Schwimmen und andere draußen Sportarten, Freunde treffen, ab und an kulturelle Veranstaltungen genießen
Beschreiben Sie kurz Ihre persönliche berufliche und private Situation. Sind Sie damit zufrieden?

- *Die unterschiedlichen Tätigkeiten sind fast alle sehr selbstbestimmt und die Gestaltungsmöglichkeiten sind groß. Das find ich sehr gut, weil es dadurch sehr abwechslungsreich und interessant ist. Die Teilzeitarbeit findet vorwiegend von zu Hause aus statt. Mein Mann arbeitet im selben Betrieb in Vollzeit (auch daheim). Das zu Hause arbeiten hat den Vorteil, dass ich dadurch viele verschiedene Dinge (Erwerb und Privat) unter einen Hut bringen kann. Das hat aber auch den Nachtteil, dass das Leben zwischen Erwerb, Ehe und Familie sehr verzahnt ist und man die einzelnen Bereiche schlecht trennen kann.*

Was ist für Sie Burn-Out?

- *Das ist ein schwieriges Wort, weil es in aller Munde ist und eigentlich eher ein Schlagwort ist. Für mich bedeutet Burn-*

*out, dass ein Mensch sich überlastet fühlt
mit seiner Situation. Das ist nicht ausschließlich auf die berufliche Situation bezogen, sondern schließt auch die private Situation mit ein. Ich würde es so formulie-
ren, dass ein Mensch sich in seinem Alltag
mit den Anforderungen und Erwartungen,
die von außen kommen, nicht gewachsen
fühlt. Dadurch kommt der Mensch in eine
schlechte psychische Verfassung. Der
Mensch kann seine Tätigkeiten nicht mehr
in seiner und anderen Zufriedenheit erledigen und wird –wie auch immer- krank. Ich
sage von außen, weil man kann sich auch
überlastet fühlen kann, aber die Belastungen kommen von einem selbst.*

Ist Burn-Out ein typisch deutsches Phänomen?

- *Das weiß ich nicht. Haben Franzosen,
Schweden oder Ägypter weniger Burn-Out?
Wahrscheinlich hat Burn-Out schon was
mit der Gesellschaft in der ich lebe zu tun.
Wenn man für sein tägliches Überleben
kämpfen muss, wird man seine psychische
Situation anders erleben als wenn man re-
lativ sicher lebt.*

  *Ob es aber Unterschiede in ähnlichen Ge-
sellschaftsformen gibt, da bin ich mir nicht
sicher. Eigentlich glaube ich schon, dass in
den verschiedenen europäischen Ländern
anders mit dem Alltagsstress umgegangen
wird. Die Gesellschaften haben doch trotz
Globalisierung immer noch unterschiedliche Mentalitäten. Vielleicht gibt es in den*

unterschiedliche Gesellschaften auch Tra-
ditionen, die besser zu Gleichgewicht und
Entspannung finden. Auch sind die Anfor-
derungen und Erwartungen an den einzel-
nen anders, je nach dem wo ich lebe.

Wer ist Ihrer Meinung nach eher gefährdet, ein
Burn-Out zu entwickeln, Männer oder Frauen, oder
kann man das nicht so sagen?

- *Auch da bin ich mir nicht sicher. Weiß*
  auch gar nicht, ob das Männer mehr packt
  wie Frauen (oder anders rum). Ich denke
  hier ist aber letztendlich auch wieder wich-
  tig, wie man Burn-Out definiert. Aber wenn
  Burn-Out ein Überlastungssyndrom vom
  generellen Alltag ist, dann betrifft es beide
  Geschlechter. Wenn Burn-Out nur im be-
  ruflichen Umfeld genannt wird, sind sicher
  Männer mehr davon betroffen. Männer
  spielen im Beruf noch immer eine stärkere
  Rolle als Frauen. Interessant zu sehen, ob
  sich das im Laufe der Jahre ändern wird.

"Yes, there are two paths you can go by.
But in the long run.
There´s still time to change.
The road you´re on."
Led Zeppelin 1971. Stairway to Heaven

Die Lunchpakete standen den ganzen Vormittag in
der Sonne. Mein erstes Sushi, das ich aß - vor vielen Jahren, bei einer Shiatsu-Weiterbildung. Ekel-

haft. Es sollte für längere Zeit die einzige Begegnung mit der japanischen Küche sein. Als ich dann zu einem Kongress nach Japan musste, war mir und meiner Frau klar, es wäre sinnvoll der berühmten Küche nochmals eine Chance zu geben. Und der neue Test revidierte erfolgreich die Vorerfahrung - und der Japanbesuch war foodmäßig ein Erfahrungs-Trip.

Erfahrungen

In der Religionswissenschaft ist bekannt, dass die Dimensionen religiösen Wissens, also beispielsweise Bibelstellen rezitieren können, so gut wie keinen Einfluss auf die Stärke des Glaubens hat. Der wichtigste Faktor beim religiösen und spirituellen Glauben ist die Glaubenserfahrung - Erlebnisse, welche uns prägen - hier konkret: Erlebnisse, die für den Gläubigen einen Gottesbeweis darstellen.

Neurophysiologisch und persönlichkeitsformend kann das Erfahrungs"erlebnis" bezüglich seiner Wirkung auf unser Wahrnehmen, Denken, Fühlen und Handeln kaum überschätzt werden.

Das was wir sind, was uns als Menschen ausmacht, die Art und Weise wie wir wahrnehmen, denken, handeln und fühlen wird häufig als Charakter oder Persönlichkeit bezeichnet. Wir kommen nicht als unbeschriebenes Blatt auf die Welt, Erfahrungen in der Schwangerschaft beispielsweise durch Stress, welchen die Mutter erfährt, und genetische Einflüsse, welche über die Eizelle bzw. die Samenzelle unser individuelles genetisches Erbe ausmachen, unterscheiden uns schon bei Geburt von dem Baby, das im Bettchen neben uns schreit. Die Formung unserer Persönlichkeit beginnt somit nicht erst bei Geburt, erfährt aber ab diesem Zeitpunkt seine nachhaltigste Prägung - dies über die gesamte Kindheit und Jugend - fraglich - in geringerem Ausmaße auch noch im Erwachsenenalter.

Die von John Bowlby (1907-1990) auf einer Basis aus ethologischem (Verhaltensforschung) und psychoanalytischem Gedankengut und Hypothesen aufgestellte Bindungstheorie geht davon aus, dass abhängig von den Interaktionserfahrungen mit den primären Bezugspersonen - typischerweise Mutter und Vater - sich verschiedene Bindungsstile entwickeln. Diese frühe Prägung hat Einfluss darauf, wie ich als Erwachsener mit Mitmenschen interagiere. Ist das Verhalten der Bezugsperson vorhersagbar und der Situation angemessen, so entsteht ein sicheres Bindungsmuster, ist das Verhalten nicht vorhersagbar entsteht Verunsicherung, welche zu unterschiedlichen pathologischen Bindungsmustern führt: es wird differenziert zwischen einem unsicher-vermeidenden und einem desorientierten, desorganisierten Bindungsstil, bei welchem es kein durchgängiges Muster beim Umgang mit Stress gibt.

Säuglinge reagieren auf die Affekte der Mutter - ist diese ängstlich oder neugierig, wird das Kind auch eher ängstlich oder neugierig sein. Eltern reagieren natürlich auch auf die Emotionen des Kindes, beispielsweise auf Angst. Sie können auf die Angst des Kindes ebenfalls mit vermehrter Angst reagieren oder aber durch Mimik, Gestik und Sprache beruhigend auf das Kind einwirken und dadurch dessen Emotion verändern. Dem Kind -bzw. Säugling ist es möglich zu erkennen, dass nicht die Mutter Angst hat, sondern dass die Mutter auf die eigene Angst (also die des Säuglings) reagiert. Die Mutter spiegelt sozusagen dem Kind seine eigenen Emotionen. Das primäre Gefühl (beispielsweise Angst) prägt sich zusammen mit der Reaktion der Mutter im Gedächtnis des Kindes ein, es hinterlässt eine Gedächtnisspur. Wichtig dabei sind auch Fantasien darüber, wie die Mutter das Kind sieht, also ohne ihre eigene Emotion, idealerweise also ohne Angst. Meldet die Mutter nur zurück, was sie beim Kind sieht, dann verliert die Spiegelung der Mutter ihren symbolischen Charakter und das Kind bekommt ebenfalls Angst. Dieses Spiegeln der aktuellen Stimmungslage ist für das Kind sehr wichtig, es kann zur Verstärkung der Angst führen oder aber zur Reduktion, auf jeden Fall führt es zur Wahrnehmung der eigenen Emotionen. Eine fehlende Spiegelung führt zur Störung der Affektregulation. Menschen, welche die eigenen Gefühle und Regungen nicht richtig wahrnehmen können, sich somit selbst emotional nicht bewerten können, leiden unter einer so genannten Alexithymie - der Unfähigkeit, Gefühle lesen zu können.

Die Fähigkeit, die eigenen Gefühle lesen zu können ist Voraussetzung dafür, auch die Gefühle bzw. das Verhalten anderer zu verstehen, gegebenenfalls vorhersagen zu können. In der amerikanischen Krimiserie „The Mentalist" zeichnet sich der Protagonist - ein FBI-Berater - durch überragende Fähigkeiten aus, die Motive und Gedanken von Mördern zu analysieren. Mit „mentalisieren" wird eine Fähigkeit bezeichnet, die darin besteht, menschliches Verhalten auf der Grundlage von intentionalen Aspekten wie Gefühle, Wünsche, Begehren, Überzeugungen, Pläne etc. wahrzunehmen und zu interpretieren. Es geht also darum, sich bewusst zu machen, was in mir selbst bzw. was in anderen Menschen vor sich geht. Also zu verstehen, bzw. vorauszusagen, welche Handlungen oder Äußerungen beim Gegenüber ein bestimmtes Gefühl und eine Reaktion auszulösen vermögen.

Viele der in unserer Kindheit auf uns einwirkenden Umgebungsfaktoren sind ihrerseits wiederum von Faktoren bestimmt, welche von uns als Betroffenen kaum zu beeinflussen sind – beispielsweise, welche Position wir in einer Reihe von Geschwistern einnehmen - die ältesten müssen meistens Vorkämpfer sein, während die Jüngsten den Bonus des Nesthäkchens besitzen. Aber eben auch darunter zu leiden haben, dass die anderen Geschwister alles besser schneller und größer machen können. Und dass die Eltern mit den Nachgeborenen insgesamt nachlässiger umgehen - nachlässiger jedenfalls als mit ihren Erstgeborenen. Oder man ist Einzelkind, alle Augen sind auf einen gerichtet, man wird gefördert, aber häufig nicht gefordert. Das Erstgeborene, welches auf die kleinen Geschwister aufpassen muss, kann an dieser Aufgabe wachsen. Oder scheitern. Der Vergleich mit Gleichaltrigen beginnt spätestens im Kindergarten und setzt sich in der Schule und außerhalb der Schule in den Peergroups fort. Hier werden kognitive und soziale Kompetenzen erworben. In diesen Rahmen lernt das Individuum mit Problemen entweder alleine oder gemeinsam mit anderen umzugehen und diese gegebenenfalls zu lösen.

Bei unserer Interaktion mit der (Um)Welt entwickelt jedes Individuum eine Art von persönlicher Orientierung, basierend auf den Lernergebnissen und ihren strategischen Bedeutungen für das Handeln des Individuums. Das bedeutet, dass jeder Mensch jede Situation individuell und somit meist unterschiedlich wahrnimmt und bewertet. Auf der Grundlage der individuellen Lernerfahrungen (aber auch des genetischen Erbes) interpretiert er die (soziale) Situation. Entsprechend gestalten sich das Handeln bzw. die konkreten Handlungsabläufe. Bezogen auf unser Thema macht es einen großen Unterschied, ob man als Kind Erfolgserlebnisse haben konnte. Oder in einer sehr beschützten Umgebung aufgewachsen ist, ohne wirkliche Herausforderungen, da uns jede Belastung seitens Dritter - insbesondere der Erziehungsberechtigten - abgenommen wurde. Aber auch diese Kinder sind irgendwann - spätestens nach Auszug aus dem elterlichen Heim, gezwungen sich selbst dem Leben zu stellen. Zu diesem Zeitpunkt ist aus ihnen dann entweder ein Risiko-Suchende oder eher ein Risiko-Vermeider geworden.

Und es kommt darauf an, ob man gelernt hat, mit Misserfolgen umzugehen bzw. diesbezüglich Hilfestellung erfahren hat: Herausforderungen ohne das Risiko auch zu scheitern, sind nicht wirklich Herausforderungen. Jeder der sich einem sportlichen Wettkampf stellt, kalkuliert das Risiko einer Niederlage mit ein. Insbesondere bei Kindern und Jugendlichen ist es wichtig, mit diesen den Umgang mit Niederlagen zu „üben". Eltern können helfen, den Fokus von der Niederlage auf frühere positive Ereignisse oder Aufgaben zu lenken, welche in der Vergangenheit erfolgreich bewältigt worden sind. Um somit beim Kind die Erkenntnis reifen zu lassen, dass Anstrengungen wichtig sind und diese zwar nicht immer - aber häufig - zum Erfolg führen. Insbesondere der Umgang mit Niederlagen entscheidet darüber, ob man sich später Herausforderungen stellt, oder diese eher meidet. Auch hier gilt wieder, dass eigene Erfahrungen extrem wichtig sind.

So wie kleine Kinder immer wieder aufstehen, wenn sie beim Laufen lernen hinfallen, sind auch viele Erwachsene Stehaufmännchen oder Stehaufweibchen. Manche Menschen suchen - sicher auch durch die Kindheits- und Jugenderfahrungen bedingt – geradezu nach Herausforderungen, nach dem Risiko - bei Letzteren spricht man von den sogenannten Sensation-Seekers, oder Adrenalin-Junkies - nämlich dann, wenn das Risiko und der Nervenkitzel für das Wohlbefinden gebraucht oder sogar zur Sucht werden.

Zahlreiche Wissenschaftler gehen davon aus, dass die Prägung in der Kindheit bezüglich Erfahrungen, welche man mit Herausforderungen macht, mit dafür verantwortlich ist, ob jemand im späteren Leben eher Tätigkeiten übernimmt, welche mit Verantwortung verbunden sind oder lieber so arbeitet, dass er in der Gemeinschaft möglichst wenig auffällt. Und dass vor dem Hintergrund dieser positiven oder negativen Erfahrungen sich zu einem späteren Zeitpunkt eine Burn-Out-Störung oder Depression entwickeln können. Auf den Punkt gebracht: Abhängig von der Persönlichkeit kann von einer depressiven Persönlichkeit oder einer Burn-Out Persönlichkeit gesprochen werden.

Selbstwirksamkeit

Ein zentraler Begriff in der Persönlichkeitspsychologie ist Selbstwirksamkeit bzw. Selbstwirksamkeitserwartung. Unter Selbstwirksamkeit wird die Einstellung verstanden, welche man zur Wirksamkeit des eigenen Handelns hat. Es handelt sich somit um Selbst-Einschätzungen, um Selbst-Wahrnehmungen bezüglich der persönlichen Kompetenzen und Fähigkeiten. Diese - zugegebenermaßen subjektiven - Einschätzungen haben einen wichtigen und maßgeblichen Einfluss auf die Art und Weise wie man etwas tut, und ob man etwas tut. Konkret: Ob man sich einer neuen Herausforderung überhaupt stellt, oder mit dem Gedanken abwinkt, das kann ich sowieso nicht. Diese subjektiven Einschätzungen setzen kognitive, motivationale und emotionale Prozesse in Gang, welche die Umsetzung von Wissen und Fähigkeiten in Handlungen steuern. Sie üben zusammen mit der Erwartung, dass eine Handlung zu einem bestimmten Ergebnis führt, eine herausragende Funktion bei der Selbstregulation aus und werden als Selbstwirksamkeitserwartungen oder Kompetenz-Erwartungen (oder einfach als Selbstwirksamkeit) bezeichnet.

Kinder im Kindergarten unterscheiden sich in ihrem Mut, in ihrer Motivation sich neuen Herausforderungen zu stellen. Schon hier zeigt sich, dass Kinder mit niedriger Selbstwirksamkeitserwartung schwieriger Sozialkontakte aufbauen als Kinder, die schon in diesem Alter gelernt haben Dinge beeinflussen zu können. Dieses Gefühl der Kontrollmöglichkeiten lässt Kinder und Jugendliche problemloser mit Veränderungen in der Pubertät bzw. im Beruf umgehen. Jugendliche, welche keine Selbstbestätigung erleben fühlen sich häufiger hilflos und tun sich schwer damit, eine positive Selbstwirksamkeitserwartung aufzubauen.
Ein Mensch, der daran glaubt, selbst etwas zu bewirken und auch in schwierigen Situationen davon ausgeht, selbstständig handeln zu können, hat demnach eine hohe Selbstwirksamkeit. Die Annahme man könne als Person gezielt Einfluss auf die Vorgänge nehmen, wird als internale Kontrollüberzeugung bezeichnet (engl. internal locus-of-control). Die Alternative - die externale Kontrollüberzeugung - postuliert, dass äußere Umstände, andere Personen, Glück oder Zufall und andere unkontrollierbare Faktoren ursächlich sind. In Studien sind Personen, welche eher an die eigene Kompetenz glauben, also eine internale Kontrollüberzeugung haben, erfolgreicher wenn es gilt, Aufgaben zu bewältigen. Auch entwickeln sie seltener Angststörungen und Depressionen.

Es scheint, dass Menschen eher die Initiative ergreifen, wenn sie davon überzeugt sind, die notwendigen Handlungen ausführen zu können, und wenn sie zugleich sicher sind, dass diese Handlungen zu den angestrebten Ergebnissen führen. Diese Menschen glauben an sich, und der Erfolg den sie im Leben haben gibt ihnen Recht. Menschen mit Selbstzweifeln nehmen Stress schneller wahr, können sich selbst schlechter motivieren und neigen eher zu Depressionen. Auch die Fähigkeit mit Veränderungen umzugehen, sei es ein Arbeitsplatzwechsel, sei es eine Trennung vom Partner, sei es die Berentung, der Umgang mit dem Alter oder mit Krankheit oder dem bevorstehenden Tod ist abhängig von der individuellen Selbstwirksamkeitserwartung. Es finden sich also Unterschiede zwischen Menschen, welche unter einer Depression leiden und solchen, welche von einer Burn-Out-Störung betroffen sind bezüglich der Selbstwirksamkeitserwartungen:

- Depressive Menschen zeichnen sich durch allgemeine und anhaltende niedrige Selbstwirksamkeitserwartungen aus.
- Menschen, welche unter einem Burn-Out-Syndrom leiden, glauben prinzipiell an sich und an die Wirksamkeit ihres Tuns, und versuchen im Verlauf der Störung, durch Mehrarbeit immer wieder Leistungstiefs zu überwinden. Mit zunehmender Schwere der Störung gelingt das immer weniger und die Selbstzweifel gewinnen Oberhand.

In einer hohen Selbstwirksamkeitserwartung kommt somit die optimistische Überzeugung einer

Person zum Ausdruck, über die notwendigen personalen Ressourcen zur Bewältigung schwieriger Anforderungen zu verfügen. Im Vordergrund stehen dabei nicht die objektiven Ressourcen, sondern der Glaube an diese: „Die wahrgenommene Selbstwirksamkeit hängt nicht von der Anzahl der Fähigkeiten ab, welche jemand hat, sondern davon was er glaubt, was er mit diesen Fähigkeiten unter einer Vielzahl von Bedingungen und Situationen erreichen kann" (Bandura, 1997: 37). Diese Gewissheit hat vielfache Konsequenzen - sie bestimmt Motivation, Emotionen und Verhalten. Die allgemeine Selbstwirksamkeitserwartung stellt eine bedeutende personale Anti-Stress-Ressource bei der Bewältigung genereller Lebensanforderungen dar. Neben der Selbstbeurteilung der individuellen Leistungsfähigkeit spielt beispielsweise die soziale Selbstwirksamkeitserwartung eine wichtige Rolle, wenn es darum geht, Gruppendruck standzuhalten, Konflikte ohne Gewalt auszutragen und sozialen Anschluss zu finden bzw. Sozialkontakte aktiv zu pflegen.

Durch welche Faktoren wird nun die Selbstwirksamkeitserwartung einer Person beeinflusst:
Gemäß dem Soziologen Bandura kann man vier unterschiedliche Quellen verantwortlich machen:

- „Yes, I can do": Eigene Erfahrungen und Erfolgserlebnisse sind - wie beschrieben - extrem wichtig. Wichtig scheint dabei zu sein, dass man sich für die Zielerreichung anstrengen muss. Wer sich für seine Erfolge nicht anzustrengen hat, lernt auch nicht, dass er sie durch eigenes Handeln beeinflussen kann (no pain - no gain).

- „Das kann ich auch": Beim Beobachten von Personen, die durch eigene Anstrengung eine schwierige Aufgabe bewältigen, kann ebenfalls Selbstwirksamkeit entstehen. Die Erfahrungen und das vorbildhafte Verhalten von Menschen die uns wichtig sind, oder von denen wir annehmen, dass sie uns gleichen, darf also nicht unterschätzt werden. Dies wird als stellvertretende Erfahrung bezeichnet.

- „Du schaffst das!": Durch Zuspruch von anderen gewinnt man Vertrauen in die eigenen Fähigkeiten. Damit Selbstwirksamkeit entstehen kann, müssen die von außen herangetragenen Überzeugungen jedoch auch (irgendwann) mit der Realität übereinstimmen, sonst haben sie eher einen kontraproduktiven Effekt. Unsere soziale Umgebung signalisiert uns also, dass sie an uns glaubt, sie ermutigt uns, ein Vorhaben in Angriff zu nehmen.

- Da die Beurteilung von Situationen auch immer von körperlichen Empfindungen abhängt, ist es wichtig, wie vom Individuum in bestimmten Situationen physiologische Zustände beurtcilt werden. Die physiologischen Reaktionen auf emotionalen Stress können von freudiger Erregung bis Panik reichen. Ein positiver Umgang mit diesen Körperreaktionen kann dazu führen, dass man Stressreaktionen als beeinflussbar wahrnimmt, sich ihnen nicht ausgeliefert fühlt sondern weiß, dass man diese souverän meistern kann. Herzklopfen führt dann nicht zur Angst vor einem Herzinfarkt, sondern löst höchstens die Erkenntnis aus, „das habe ich früher in solchen Stresssituationen auch schon mal gehabt, das ging ohne fremde Hilfe wieder vorbei". Mit dem Resultat, dass sich der Betroffene von alleine wieder beruhigt.

Zusammenfassend versteht man unter Selbstwirksamkeit also die individuelle, unterschiedlich stark ausgeprägte subjektive Überzeugung, dass man in einer bestimmten Situation die benötigte Leistung erbringen und eine Aufgabe erfolgreich bewältigen kann.

Persönlichkeit und Risikofaktoren

Natürlich hat sich die Forschung damit beschäftigt, Risiko-Faktoren zu beschreiben, welche dazu beitragen, dass eine Person ein Burn-Out entwickelt bzw. Schutz-Faktoren zu isolieren, welche die Entwicklung eines Burn-Outs unwahrscheinlicher machen. Grundsätzlich lassen sich drei Richtungen der Ursachenforschung differenzieren: 1. Differenzialpsychologische, individuumszentrierte Ansätze. 2. Arbeits- und organisationspsychologische Ansätze. 3. Soziologisch-sozialwissenschaftliche Ansätze.
So postulierten Freudenberger (1974) und Schmidbauer (1977) im Rahmen des Individuum-

zentrierten Modells, dass der Grund für eine Burn-Out-Entwicklung in einer übertriebenen Helfer-Motivation der Betroffenen liegen kann. Der Begriff „Helfersyndrom" ist in die Alltagssprache aufgenommen worden. Die psychoanalytische Erklärung hierfür ist, dass der Helfertyp seit der Kindheit bemüht ist, seine Bedürfnisse befriedigt zu bekommen, also Hilfe zu empfangen. Aus diesem Grund gibt er selber Hilfe. Sein Bedürfnis nach Zuwendung ist so hoch, dass es kaum gestillt werden kann und die Zuwendung immer dann gefährdet ist, wenn die Person erfolgreich Hilfe geleistet und die Hilfebedürftigkeit abgenommen hat. Verbunden mit dieser Grundeigenschaft der Helferpersönlichkeit sind hohes Engagement, hohe soziale Motivation, starke Betonung der Beziehungsebene, übermäßige Identifikation mit dem Klientel, Opferbereitschaft und Streben nach Perfektion. Weitere Eigenschaften wie Idealismus, Enthusiasmus, hohes Engagement und Verantwortungsbewusstsein finden sich ebenfalls, sind jedoch sicher nicht helferspezifisch. Die aufgezählten Eigenschaften finden sich regelmäßig als „Risikofaktoren" in arbeits- und organisationspsychologischen Forschungsansätzen. Die genannten Eigenschaften finden sich in geringer ausgeprägtem Maße bei vielen erfolgreichen Menschen, so dass auch hier der bekannte Spruch von Paracelsus gilt „die Dosis macht das Gift".

Soziologisch-sozialwissenschaftliche Ansätze betonen die Bedeutung des sozialen Umfeldes - also beispielsweise der Arbeitsumgebung, in welcher Überstunden als DIN-Norm angesehen werden und keiner Überstunden in Frage stellt. Auf der anderen

Seite kann eine solche Umgebung kreativ sein, wenn diese Arbeitnehmer auch die Möglichkeit haben, ihre Arbeit unkonventionell zu gestalten. Diese freien Gestaltungsräume - Stichwort Thinktank, kreatives Wochenende mit Kollegen, ultraflexible Arbeitszeit mit der Möglichkeit des Home-Office und eine auf Vertrauen basierende Unternehmenskultur – können den Bedürfnissen gerade innovativer, unabhängiger Arbeitnehmer entgegenkommen. In einer solchen Arbeitsumgebung wird eine „Überstunde" gar nicht als solche wahrgenommen. Die Kehrseite der Medaille ist der Workaholic, dessen subjektive Stress- und Belastungstoleranz so hoch zu sein scheint, dass er regelmäßig von Dritten darauf hingewiesen werden muss, auch mal an die frische Luft zu gehen oder etwas anderes zu sich zu nehmen als Kaffee und ins Büro bestellte Pizza. Das Alternativszenario sind Unterforderung, Eintönigkeit der Arbeit und geringe Aufstiegsmöglichkeiten.

Fasst man individualpsychologische und soziale und nicht soziale Umweltfaktoren zusammen, finden sich also zahlreiche Faktoren welche die Entstehung eines Burn-Out-Syndroms begünstigen; diese wurden in einem vorangegangenen Kapitel schon erwähnt.

Ein Beispiel für internale Kontrollüberzeugung und wie weit die Vorstellung der Machbarkeit gehen kann, zeigt ein Beispiel aus der Intensivmedizin: Im Jahr 1993 lag ein 86-jähriger landesweit bekannter thailändischer Mönch nach einem schweren Schlaganfall im besten Krankenhaus Thailands im

Sterben. Nach mehreren Wochen auf der Intensivstation wurden die lebenserhaltenden Maßnahmen eingestellt. Bei einer Umfrage unter thailändischen Ärzten wollte man wissen, ob es nicht möglich gewesen wäre, ihn - gemäß seinem eigenen Wunsch - früher sterben zu lassen. Die Antworten der befragten thailändischen Ärzte berücksichtigten den Wunsch des Betroffenen in keiner Weise und ignorierten ebenso die Maxime buddhistischen Denkens, kein Leiden zu vergrößern. Die Ärzte waren unisono der Meinung, dass man den Mönch sicher hätte retten können: „one should have tried harder".

Oft wird angenommen, dass Depressive die Schuld für Misserfolge bei sich suchen und Burn-Out-Betroffene eher bei den anderen. Dies ist sicher falsch, die Burn-Out-Betroffenen suchen die Schuld für Misserfolge oder Versagen häufig bei sich selbst, glauben aber lange auch noch daran, dass sie den Karren wieder aus dem Dreck ziehen können und versuchen weiter ihre Leistung zu erhöhen.
Jeder, der oder die sich neuen Aufgaben stellt, sich auf Positionen bewirbt, die mit Entwicklungspotential und Gestaltungsmöglichkeiten werben, geht davon aus, dass er oder sie Dinge beeinflussen kann. Entweder alleine, oder im Team. Bei kreativen Tätigkeiten steht das sowieso außer Frage. Uns beschäftigt hier der Umstand, dass Menschen sich verantwortlich fühlen, im positiven Sinne – dass sie die Auffassung vertreten, mit ihren Fähigkeiten etwas bewirken zu können. Und im negativen Sinne, dass sie sich selbst für Fehler verantwortlich

machen und nicht andere. Und gleichzeitig daran glauben, in der Lage zu sein, Fehler oder Fehlentwicklungen durch Anstrengung beheben zu können. Woher kommt dieser Glaube in sich selbst?

Meine Biographie, kann wie Konstantin Wecker einmal geschrieben hat, als Erfolgsgeschichte gelesen werden. Oder als ein Abstieg. Ich kenne das auch, und in den Lebensläufen die man für Bewerbungen versendet fehlen Talsohlen, Zeiten der Rezession, Abstürze. Versagen, welches zum „Aus" in einem Bereich führt, wird als Richtungswechsel verkauft.

Wie schrieb mein ehemaliger Chef am Institut für Neuropathologie in die Bewertung meines Lebenslaufes: „Zickzack-Lebenslauf, wird aber plausibel begründet"

Vom Koch zum Mediziner, und irgendwann zum Psychiater. Weil die Karriere in der Tropenmedizin genauso misslang wie der Abschluss des Facharztes für Hautmedizin. Umzug in eine Mietwohnung, weil die Renovierung eines alten Hauses Geld und Arbeitskraft verschliss und ich zudem einsehen musste, zum Handwerker nicht zu taugen. Das Verlassen der Klinik und Aussetzen der Chefarzttätigkeit, weil es mir nicht gelungen ist, meine Arbeit so zu erledigen, wie ich es für notwendig erachtet habe. Das ließe sich wahrscheinlich fortsetzen.

Zum einen wird deutlich, dass es die reine Erfolgsstory wohl nur selten gibt, und zum anderen, dass Misserfolge Zeit geben zum Innehalten. Und zur Umorientierung führen. Oder wie eine Kollegin meint: Hinfallen, aufstehen, Krönchen richten, weiter gehen. Diese Wahrnehmung, dass es nach dem Hinfallen wieder weitergeht, teilweise in eine andere Richtung hat mich sicher geprägt. Wenn ich heute arbeitslos werden würde, oder nicht mehr als Arzt arbeiten dürfte, dann müsste ich mir eben etwas total Anderes suchen. So wie viele andere auch, die ihren im Heimatland erlernten Beruf in Deutschland nicht mehr ausüben dürfen oder können. Ich kenne eine brillante Krankenschwester, welche in ihrem ersten Leben eine Anwältin in Moskau gewesen ist.

Wie lerntheoretisch bekannt, benötigen wir diese Misserfolge, um die Bodenhaftung nicht zu verlieren. Und wir benötigen eine soziale Umgebung, welche uns auch rückmeldet, wenn wir über das Ziel hinausschießen oder Gefahr laufen, den Kontakt zur Realität zu verlieren. Dies ist meiner Ansicht nach in den Chefetagen nicht so selten, insbesondere, wenn diese – wie häufig bei fehlendem Selbstbewusstsein – Ja-Sager und Speichellecker um sich geschart haben. Sie laufen nackt umher und keiner getraut sich ihnen dies zu sagen. Mir war und ist immer wichtig, dass mir meine Freunde und Bekannten und Kollegen sagen, wenn es so nicht geht. Auch wenn ich das nicht hören will. Der Vorwurf seitens Vorgesetzter, man könne keine Kritik vertragen ist meist nur Projektion. Sie können oft keine Kritik, insbesondere von Untergebenen, vertragen. Und es ist auch etwas Wahres dran: Stimmt, die entwertende Kritik durch die Vorgesetzten, wenn sie die Persönlichkeit und nicht die Sache in Frage stellt – das kann man nicht tolerieren und akzeptieren.

Wo stehen Sie?

Und nun machen wir Bestandsaufnahme: Wo stehen Sie? In welchen Eigenschaften erkennen Sie sich wieder, „wer sind Sie?" Nun sollen diese Fragen nicht darauf abzielen, jedes Detail Ihrer Persönlichkeit herauszuarbeiten. Es geht vielmehr darum, zum einen zu klären, wie Sie mit Herausforderungen umgehen bzw. diese wahrnehmen:

- Welche Herausforderungen mussten Sie in der Kindheit bewältigen?
- Waren Sie Herausforderungen mehr oder weniger hilflos ausgesetzt, mussten Sie beispielsweise einen Tag allein mit den kleinen Geschwistern verbringen und sich um diese kümmern? Das heißt, Sie hatten diese Herausforderung gar nicht selbst gewählt, sondern Sie waren durch die Umstände gezwungen sich dieser auszusetzen?
- Wie haben Sie diese Herausforderungen im Nachhinein abgespeichert?
- Ist alles gut gegangen?
- Ist bei der Bewältigung dieser Aufgaben ab und zu ein Malheur passiert?
- Wie hat Ihre soziale Umgebung - beispielsweise wie haben Ihre Eltern reagiert?
- Sind Sie für eine erfolgreiche Bewältigung der Herausforderungen gelobt worden?
- Hat man Sie für Fehler verantwortlich gemacht oder hat man Ihnen Mut zugesprochen und hat man Sie trotz der Fehler anerkennend gelobt mit dem Hinweis, das nächste Mal wird es (noch) besser werden?

- Hatten Sie beim nächsten Mal Angst vor dieser Aufgabe oder waren Sie sich dann schon sicherer?
- Würden Sie heute vor dem Hintergrund der damaligen Erfahrung immer noch Herausforderungen annehmen?
- Suchen Sie heute Herausforderungen oder versuchen Sie diese eher zu vermeiden?

Zum anderen sollten Sie sich Gedanken darüber machen, wie Sie mit sich selbst umgehen und sich selbst in unterschiedlichen Situationen wahrnehmen:

- Können Sie loben?
- Wie fühlen Sie sich, wenn Sie vor anderen gelobt werden, ist das unangenehm?
- Schätzen Sie sich und Ihre Leistung häufig schlechter ein, als andere dies tun?
- Oder ist es genau umgekehrt, dass sich Ihnen häufig der Eindruck aufdrängt, andere nehmen den Wert Ihrer Arbeit nicht richtig wahr?
- Würden Sie sagen, dass Sie meist mit Ihrer Arbeit zufrieden sind oder gibt es diesen Punkt nie? Das soll bedeuten, dass Sie so hohe Erwartungen an sich selbst und Ihre Leistungsfähigkeit haben, dass diese Erwartungen kaum erfüllt werden können.
- Wünschen Sie sich manchmal Lob von ganz bestimmten Menschen, von denen Sie es aber typischerweise nicht erhalten - von bestimmten Vorgesetzten, vielleicht vom

Partner, vielleicht von den Eltern, die gegebenenfalls nicht mehr leben?

- Nehmen Sie wahr, wenn Sie gestresst sind oder wenn die Arbeit zu viel wird, oder müssen Sie durch ihre soziale Umgebung darauf aufmerksam gemacht werden, beispielsweise dass Sie Raubbau mit Ihrer Gesundheit treiben, beispielsweise weil Sie nicht richtig essen oder ausreichend schlafen?
- Vertreten Sie allgemein die Auffassung, dass man sich nur genug anstrengen muss, um erfolgreich zu sein und dass Misserfolg typischerweise am Einzelnen liegt?
- Oder sind es die Umgebungsbedingungen, welche jemanden scheitern lassen?

Es soll in diesem Buch nicht darum gehen, anhand verschiedener Fragebogen sich einer bestimmten Risikogruppe zuzuordnen. Es gibt nicht die isolierte Depressions-Persönlichkeit oder Burn-Out-Persönlichkeit, aber es gibt Faktoren, welche den einzelnen eher eine Depression bzw. ein Burn-Out-Syndrom entwickeln lassen.

Es sei an dieser Stelle nochmals betont: Die Entwicklung einer Depression unterliegt auch, aber nicht ausschließlich, genetischen Faktoren. Bei der Entwicklung von Burn-Out sind solche nicht nachgewiesen. Aber die Entwicklung einer bestimmten Persönlichkeitsstruktur im Sinne von spezifischen Persönlichkeitseigenschaften ist zum Teil genetisch bedingt, obwohl der stärkste Einfluss wahrscheinlich von seiten der Umgebungsfaktoren kommt.

Und diese bestimmten Persönlichkeitseigenschaften stellen nachweislich Risiko- oder Schutzfaktoren bezüglich der Entwicklung von Depression oder Burn-Out dar.

Stellen Sie sich die Frage, welche Art von Handlungstyp Sie sind:

- Was ist für Sie am wichtigsten: Kooperieren, selbst bestimmen, delegieren?
- Was entspricht eher Ihrem Typus: Der pflichtbewusste Pietist, der alles wegarbeitet, um sich anschließend auszuruhen. Oder finden Sie sich eher in einem Menschen wieder, welcher zuerst ausruht und anschließend schaut was er noch arbeiten kann?
- Würden Sie, wie Sartre sagte: „lieber wild und gefährlich, aber kurz leben" wollen, ist Ihnen somit Intensität wichtiger als Verlässlichkeit, Gewohnheit, und Sicherheit?
- Und wenn man diese Fragen fortsetzen würde – reisen Sie mehrmals an den gleichen Urlaubsort, sind Sie mit variationsarmer Sexualität zufrieden, essen Sie in Restaurants immer dasselbe Gericht?

Fremdbewertung versus Selbstbewertung

Hier geht es darum, zum einen ein Gefühl dafür zu entwickeln, wie nah man bei der Bewertung des eigenen Handelns und Verhaltens bei den Bewertungen der sozialen Umgebung, der Freunde und Bekannten, der Kollegen und Vorgesetzten liegt:

- Be-werte ich mich meist besser, bin ich mit mir meist großzügiger als meine Umgebung?
- Oder bewerte ich mich eher schlechter oder strenger als meine Umgebung?
- Warum man von der Umgebung besser oder schlechter beurteilt wird, hat sicher verschiedene Gründe, einschließlich nicht wohlwollender. Neid, Berechnung, Ignoranz, alles das sind mögliche Einflussgrößen. Deshalb sollte als Referenzrahmen nicht nur der Vorgesetzte oder nur die Kollegen betrachtet werden, sondern auch Menschen die einem sicher wohlgesonnen sind. Aber auch hier ist Vorsicht geboten – Menschen die von uns abhängig sind oder sich abhängig glauben, oder sich einen Vorteil davon versprechen, wenn sie uns positiv beurteilen, verfälschen ebenfalls das Ergebnis.
- Wenn das Ergebnis einer solchen Überprüfung ergibt, dass ich selbst mein strengster Richter bin, macht es Sinn, darüber zu reflektieren und zu überlegen, warum ich selbst so wenig für-sorglich, freundlich und wertschätzend mit mir umgehe.

Einen positiveren Umgang mit sich selbst kann man lernen - auch was das Erkennen eigener Grenzen angeht. Selbstachtung und -akzeptanz sind nicht nur für Selbstverliebte - für Narzissten - gedacht, welche weiterhin meinen, dass die Welt sich um sie zu drehen hat. Und selbstverständlich für ihre möglicherweise vorhandenen Schwierigkeiten verantwortlich ist.

Dann sollten Sie vor dem Hintergrund der Erfahrungen, welche Sie in der Vergangenheit mit eigenem Handeln und dem Umgang mit Herausforderungen gemacht haben, für sich klarstellen, ob Herausforderungen im Allgemeinen für Sie eine positive oder eher eine negative Bedeutung haben.
Die Frage ist: wie "ticke" ich, was motiviert mich, was demotiviert mich, gibt es etwas was mich thrillt? Suche ich oder meide ich eher Neues, Fremdes oder Herausforderungen im Allgemeinen? Oder um die Schlagworte zu benützen - bin ich ein „Sensation-Avoider" oder ein „Sensation-Seeker"? Oder sogar die Extremform des Sensation-Seekers - ein Adrenalin-Junkie?
Zu welcher Erkenntnis kommen Sie, welches Statement spiegelt am ehesten Ihre Grundeinstellung wider: „Es ist das beste, alles selbst zu machen, damit ich sicher sein kann, dass es in entsprechender Art und Weise durchgeführt wird." Oder: „Ich arbeite gerne im Team und bin fähig, Vorgänge und auch Verantwortung zu delegieren." Sind Sie also der Einzelkämpfer oder der Teamplayer?

Eines dürfte aus dem bisher Gesagten deutlich geworden sein: Man wird weder als Einzelkämpfer noch als Teamplayer geboren.

Mit Persönlichkeitseigenschaften beschäftigte sich schon Hippokrates (460-377 v. Chr.), auf ihn geht bekanntlich die Einteilung in Choleriker, Sanguiniker, Melancholiker und Phlegmatiker zurück. Zu unterschiedlichen Charaktereigenschaften kommt es dann, wenn die vier Säfte nicht gleichmäßig verteilt sind und somit eine bestimmte zugeordnete Emotion Oberhand gewinnt und persönlichkeitsbestimmend wird. Seit Mitte der Fünfzigerjahre des letzten Jahrhunderts wurde versucht, den Persönlichkeitsbegriff wissenschaftlich zu differenzieren - für unseren Kontext erscheint die Einteilung gemäß des Fünf-Faktoren-Modells der Persönlichkeit nach McCrae und Costa (1999, 1990) am sinnvollsten, insbesondere findet es im Bereich der Arbeitspsychologie weltweit Anwendung. Das Modell postuliert, dass sich das psychische Wesen jedes Menschen anhand des jeweiligen Ausprägungsgrades von fünf unterschiedlichen, aber weltweit vorhandenen Charaktereigenschaften oder Persönlichkeitsdimensionen klassifizieren lässt:

Persönlichkeits-Dimension	Eigenschaften: von .... bis
Offenheit für neue Erfahrung	Fantasievoll.... praktisch begabt, Abwechslung liebend... liebt Routine Unabhängig.... Angepasst
Gewissenhaftigkeit	Organisiert.... unordentlich Sorgfältig.... nachlässig Selbstdiszipliniert... impulsiv
Extraversion	Gesellig.... zurückhaltend Lebenslustig.... ernsthaft Herzlich.... reserviert
Verträglichkeit	Weichherzig.... skrupellos Vertrauensvoll.... argwöhnisch Hilfsbereit.... unkooperativ
Neurotizismus	Besorgt.... ruhig Unsicher.... sicher Selbst bemitleidend.... selbstzufrieden

Ein Beispiel: Eine Person kann niedrige Werte in der Dimension „Offenheit für neue Erfahrung" haben, also Abwechslung eher meiden, aber kein Problem mit Routinetätigkeiten haben und angepasst sein (also zusammengefasst eher nicht offen für neue Erfahrungen sein). Gleichzeitig finden sich bei dieser Person hohe Werte in der Persönlichkeitsdimension „Verträglichkeit" - der oder die Betroffene ist hilfsbereit, weichherzig, man kann gut mit ihr auskommen. Zusätzlich ist die Person häufig selbstunsicher und sorgt sich um sich und andere (entsprechend einem hohen Wert in der Dimension „Neurotizismus")

Natürlich habe ich den Test zur Ermittlung der eigenen Persönlichkeitsdimensionen auch selbst durchgeführt. Und er bestätigt, was zahlreiche Untersuchungen belegen konnten, dass die Art und Weise, wie wir unsere Arbeitsumwelt gestalten, stark von unseren Charaktereigenschaften beeinflusst wird. Meine Werte für Offenheit für neue Erfahrung und Verträglichkeit sind überdurchschnittlich, leider aber auch - mindestens genauso stark ausgeprägt - für Gewissenhaftigkeit. Die Extraversion liegt im Durchschnitt und der Neurotizismus ganz leicht darunter. Führungspersönlichkeiten zeigen eher einen niedrigen Wert für Verträglichkeit. Es allen recht machen zu wollen, ist hier eindeutig ein Nachteil. Auch ist mir am eigenen Beispiel aufs Neue klar geworden, dass Persönlichkeit immer differenziert betrachtet werden muss - so heben sich beispielsweise Selbstunsicherheit und Selbstzweifel auf der einen Seite und Besonnenheit und mangelnde eigene Ängstlichkeit in der Dimension Neurotizismus gegenseitig auf. Das bedeutet, dass in einer Person sehr wohl selbstzweifelnde Gedanken und die Gewissheit - es wird sicher klappen - vereint sein können. Ich kenne das.

Offenheit für Erfahrungen ist beispielsweise wichtig in Berufen, in welchen die Entwicklung von neuen Ideen notwendig ist. Menschen, welche eher nicht an neuen Erfahrungen interessiert sind, fühlen sich in Berufen wohler, in welchen die Arbeit häufig durch Routine geprägt ist. Gewissenhaftigkeit kann zu Ordnung im Beruf und im Privatleben führen, in ihrer Extremform allerdings zum Perfektionismus bis hin zur Zwanghaftigkeit. Extrovertierte Menschen sind erfolgreich in Berufen, welche soziale Interaktion erfordern, introvertierte Menschen eher in Berufen, in welchen das eher ungestörte, gegebenenfalls schöpferische Arbeiten bedeutsam ist. So wie ein gewisser Grad an Gewissenhaftigkeit für das Berufsleben unerlässlich ist, so ist auch Verträglichkeit häufig leistungsfördernd, insbesondere in Berufen in welchen die Teamfähigkeit eine Voraussetzung für erfolgreiches Arbeiten darstellt. Verträglichkeit im Sinne von Freundlichkeit kann andererseits ein Nachteil sein, wenn es um die Durchsetzung von (eigenen) Zielen geht, beispielsweise als Wissenschaftler, in den Medien etc. Da kann zu viel Rücksichtnahme auf den Anderen das berufliche Aus bedeuten. Der schwierigste Faktor der sogenannten Big Five ist der Neurotizismus, welcher negativ konnotiert mit Ängstlichkeit, und positiv mit Vorsichtigkeit übersetzt werden kann.

Insbesondere Menschen, die gerne längere Zeit über ein Problem nachdenken, Alternativen durchspielen bis sie zu einer Lösung kommen, zeichnen sich durch einen positiven Neurotizismus aus. Natürlich kann diese Eigenschaft in negativer Ausprägung zum Selbstmitleid und permanenter Nabelschau führen.

Die Beschäftigung mit den eigenen Charaktereigenschaften und das Wissen über die Ausprägung der Big Five kann das Verständnis dafür verbessern, warum man in bestimmten Situationen bestimmte Wahrnehmungen hat und dann so und nicht anders handelt bzw. meint nicht anders handeln zu können.

Vielleicht fragen Sie sich, warum es in diesem Buch immer wieder um Selbstreflektion geht. Bitte sehen Sie dies als Chance. Wir haben mehr Möglichkeiten unser Leben zu gestalten als wir oft wahrnehmen. Als vor über 50 Jahren Maslow menschliche Bedürfnisse in einer Rangfolge aufgelistet hat, waren die Gestaltungsfreiräume für die meisten von uns noch nicht in dem Maße vorhanden, wie wir sie heute zumindest theoretisch vorfinden. In dieser Bedürfnishierarchie nach Maslow geht man davon aus, dass es zum einen Defizitbedürfnisse gibt - also körperliche Grundbedürfnisse, das Bedürfnis nach Sicherheit, nach sozialen Beziehungen und nach sozialer Anerkennung. Erst wenn diese Bedürfnisse befriedigt sind, geht es um die Erfüllung der so genannten Wachstumsbedürfnisse. Diese definieren sich über die Verwirklichung des Individuums in unterschiedlichen Lebensbereichen - im Bereich der Arbeit, der Familie und in der Freizeit. Und schließlich im Leben per se. Daran kann sich - auch abhängig vom Lebensalter und von der Lebenssituation - eine über die jetzige Situation hinausgehende Verwirklichung im Sinne einer Transzendenz anschließen. Die postmodernen Selbstbestimmungs- und Gestaltungsfreiräume hierbei sind - ebenfalls wiederum theoretisch - immens, und von vielen wird Gestaltungsfreiraum auch als Gestaltungsbelastung oder Gestaltungspflicht wahrgenommen.

Lassen Sie uns die Frage nochmals aufgreifen - wo stehen Sie momentan? Also: Wie geht es Ihnen zum jetzigen Zeitpunkt psychisch und physisch?
Sind Sie mit diesem Zustand zufrieden, oder mit dem Zustand glücklich, oder haben Sie ihn lediglich akzeptiert, da Sie keine Einflussmöglichkeiten sehen?
Irritiert Sie gegebenenfalls sogar die Frage, da Sie sich diese Frage - wie geht es mir - selbst nie stellen würden? Das hat etwas mit psychischer und physischer Selbst-be-Achtung und Wahrnehmung zu tun. Das Extrembeispiel sind Menschen, die sich permanent bezüglich ihres seelischen oder körperlichen Zustandes hinterfragen oder infrage stellen, sozusagen nur um sich selbst kreisen. Darum geht es nicht. Es geht darum, dass man beispielsweise überlegt wie körperlich leistungsfähig man noch vor fünf Jahren war, wie sich Blutdruck oder das Gewicht verändert haben. Oder ganz primitiv ausgedrückt - fühlen Sie sich in Ihrer Haut rundum wohl, und wenn nicht, was passt alles nicht? Sam-

meln Sie für sich diese Informationen und schreiben Sie sie nieder.

Pflicht und Kür

Nachdem Sie nun über Ihren körperlichen und seelischen Zustand zumindest ansatzweise nachgedacht haben, stellen Sie sich weitere Fragen:
Von dem was Sie jeden Tag tun - im Rahmen der Berufstätigkeit, aber auch im privaten Umfeld - wie viele Pflicht- und wie viele Küranteile können Sie differenzieren?
Was überwiegt?
Wie hoch ist der Prozentsatz der Pflichtanteile, welche Sie sich zu Küranteilen schöngeredet haben?
Beispiel: Da Sie beruflich an einen neuen Standort versetzt worden sind, benötigen Sie nicht mehr 10 Minuten zur Arbeitsstelle sondern 1 Stunde, was täglich 1 Stunde und 40 Minuten mehr Zeitaufwand bedeutet, ein Umstand, den Sie damit versuchen für sich erträglich zu machen, dass Sie sich sagen, auf der Fahrt kann ich ja Hörbücher hören oder eine Sprache lernen.
Wie weit sind Sie in Ihren Anstrengungen gekommen, eine Sprache zu erlernen?
Welche Pflichtanteile werden immer Pflicht-Anteile bleiben?
Gelingt es Ihnen, innerhalb der Pflichtanteile ein Ranking durchzuführen - beginnend von den angenehmsten zu den unangenehmsten Pflichtanteilen?

Führen Sie das auch mit den Küranteilen durch - welche machen am meisten Spaß?

Haben Sie den Eindruck, dass Sie sich die schönsten Küranteile bis ganz zum Schluss aufsparen - beispielsweise für die Rente?

Als nächstes unterteilen Sie Ihr gegenwärtiges Leben in Arbeit und Freizeit: Wie viel Prozent der Arbeit machen Sie gerne, welcher Prozentanteil macht für Sie Sinn?

Und nun betrachten Sie Ihre Freizeit, wobei Freizeit ein sehr undifferenzierter Ausdruck ist: Wenn wir unter Freizeit die Stunden des Tages verstehen, in welchen wir nicht schlafen und nicht arbeiten bzw. mit Tätigkeiten beschäftigt sind, die mit der Arbeit zu tun haben (beispielsweise Fahrt zum Arbeitsplatz), dann kann die Freizeit ebenfalls weiter unterteilt werden: In eine Zeit, welche ausgefüllt ist mit Familien- und Freizeitpflichten, mit entsprechenden Überschneidungsbereichen zur Kür - das Kuchenbacken für den Kindergeburtstag kann Spaß machen - das gemeinsame Lernen mit den Kindern auf eine Klassenarbeit kann in Stress ausarten. Und trotzdem wird es auch hier Anteile geben, welche einerseits klar eine Notwendigkeit darstellen und andere, welche überwiegend Spaß- und Lust-betont sind.

Die Frage ist: Haben Sie den Eindruck, dass das Verhältnis ausgewogen und für Sie stimmig ist?

Bilanz

Nach dieser Bestandsaufnahme, für welche Sie sich Zeit lassen sollten und welche auch Tage und Wochen in Anspruch nehmen kann, stellt sich wie selbstverständlich die Frage, welche Entscheidungen würden Sie heute wieder so treffen und welche nicht?

Entscheidungen bezüglich Berufswahl, Wahl des Arbeitsplatzes, des Wohnorts, des Partners und der entsprechenden Familienstruktur.

Hier ist es wichtig, zwischen Bilanzierung und Planung zu differenzieren: Eine Planung ohne zu bilanzieren hat einen schlechten Ausgangspunkt. Planen muss gelernt werden. Vom evolutionären Standpunkt her betrachtet war unsere Planung bisher meist nur kurzfristig, in einer bäuerlichen Gesellschaft selten weitreichender als ein oder zwei Jahre.

Nun zur Bilanzierung - Wie viel von dem was Sie gegenwärtig tun (die Art und der Umfang des Handelns) hat sich zwangsläufig ergeben und welcher Anteil war und ist selbstbestimmt?

Sind Sie damit zufrieden?

Lassen Sie sich Zeit mit der Beantwortung dieser wichtigen Aspekte Ihres momentanen Lebens.

Nach abgeschlossener Bilanzierung bezüglich der Frage, was kann bleiben, so wie es jetzt ist, was muss sofort, was muss mittel- und was langfristig geändert werden, macht es Sinn, grundsätzliche Überlegungen zur Lebenszielplanung anzustellen.

Machen Sie einen Plan:

Was will ich ändern?

Was will ich akzeptieren?

Und was muss ich notgedrungener Weise akzeptieren? (beispielsweise kalendarisch älter zu werden).

Denken Sie zu Beginn über die Frage nach, ob es für Sie eher eine Pflicht ist oder eher einen Freiheitsgrad darstellt, Lebenszielplanungsfragen selbstständig und unabhängig be-handeln oder bedenken zu dürfen?

Ist es für Sie eher eine Pflichtübung - ein Zwang zur selbstständigen Entscheidung ohne ausreichendes Wissen über alle beteiligten Parameter und zukünftigen Faktoren?

Der Einstieg in die Lebensziel-Planung ist, wie wir gesehen haben, eine Bestandsaufnahme, bei welcher man mit sich offen aber nicht zu streng umgehen sollte. Manche Zustände lassen sich nicht von heute auf morgen ändern.

Deshalb ist es sinnvoll, sich folgende Frage zu stellen: Wo möchte ich in fünf Jahren stehen?

Wie die meisten Urteile, welche die Zukunft betreffen, lässt sich auch diese Frage nicht einfach beantworten. Oft weiß man nicht, was man in fünf Jahren sein möchte. Wenn Ihnen diese Frage zu schwer fällt, vergleichen Sie die Situation mit der in einem Restaurant: So wie aus einer umfangreichen Speisekarte oft nur schwer ein geeignetes Menü ausgewählt werden kann, gelingt es uns meist rascher, diejenigen Speisen auszuschließen, welche wir bekanntlich nicht mögen. Einfacher ist somit die Beantwortung der Frage:

Wo möchte ich in fünf Jahren nicht stehen?
Oder konkret: Welche Bedingungen möchte ich in fünf Jahren nicht mehr antreffen?

Wie Sie nun unter Berücksichtigung Ihrer Persönlichkeit und Ihrer individuellen Rahmenbedingungen sich in die Richtung Ihrer Wunschvorstellung entwickeln bzw. diese Wunschvorstellungen modifizieren können wird im Kapitel „The way out - my way out" beschrieben.

Setting und Interaktion

T.T., weiblich,

53 Jahre, verheiratet, keine Kinder.
Beruf, aktuelle Tätigkeit: Dipl. Sozialpädagogin (FH), aktuell beratende Tätigkeiten für verschiedene Ämter.
Hobbys: Garten, Kochen, Deko, Tanzen, Singen, alles, was mit Frankreich zu tun hat.
Beschreiben Sie kurz Ihre persönliche berufliche und private Situation. Sind Sie damit zufrieden?

- *Seit 29 Jahren im sozialen Bereich tätig, zurzeit Teilzeit an versch. Arbeitsplätzen. Die Mischung aus den verschiedenen Aufgaben erscheint mir für mich sehr vorteilhaft.*

  Verheiratet, keine Kinder, sozial gut eingebettet und aktiv. Private Situation hilfreich für das „Auftanken."

Was ist für Sie Burn-Out?

- *Darunter verstehe ich einen Zustand, in dem man sich als eher gut ausgebildetes, aber ausgebeutetes, missverstandenes und in seiner Leistung und Wichtigkeit nicht gewürdigtes Opfer von anderen Menschen und Umständen fühlt. Die (bereits früher aufgetretenen) Warnsignale von physischer und psychischer Überforderung nahm und nimmt derjenige nicht ernst, bzw. glaubt, sie nicht ernst nehmen zu können.*

Der Fokus wird meiner Meinung nach gesetzt auf Gekränkt sein durch die nicht wertschätzende Umgebung und weitere Versuche, sich durch noch mehr Leistung die benötigte Wertschätzung zu ertrotzen.

Ist Burn-Out ein typisch deutsches Phänomen?

- *Es ist aus meiner Sicht ein Wohlstands-Phänomen. In einem Entwicklungsland könnte man sich so einen „Luxus" gar nicht leisten, weil sich dort der einzelne nicht so wichtig und unersetzlich fühlen kann.*

  Außerdem fehlen in einem solchen Land die entsprechenden sozialen Strukturen und „Hänge-matten", um sich darin als Opfer fühlen und entsprechend agieren und behandeln lassen zu können.

  Aus meiner Sicht begünstigen also Wohlstand, (ein gewisser) intellektueller Hintergrund und ein gut ausgebautes Gesundheitssystem die Zunahme der Modeerscheinung Burn-out.

  Ich würde sogar so weit gehen zu sagen, dass durch das Ausleben eines Burn-out derjenige sich erst recht Anerkennung, Mitleid, Verständnis, Fürsorge und auch eine Art von Bewunderung einfordert. Es scheint mittlerweile Mode zu werden, sich in einem Burn-out zu präsentieren und damit deutlich zu machen, wie viel man geleistet hat, wie sehr man missverstanden wird.

Wer ist Ihrer Meinung nach eher gefährdet, ein Burn-Out zu entwickeln, Männer oder Frauen, oder kann man das nicht so sagen?

- *Meiner Meinung nach sind allgemein die Menschen gefährdet, sich „tätig" (im Sinne von Täter sein und eben nicht von Opfer) in eine Überforderung zu bringen, die sich zu wichtig und zu unersetzlich fühlen, die glauben, sich nur über Arbeit und Leistung definieren zu müssen und zu können.*

  Auch die sehr Selbstunsicheren, die wenig bis keine anderen Möglichkeiten haben, Anerkennung und Wertschätzung zu bekommen, sind meiner Meinung nach gefährdet dies über zu viel Arbeit bzw. Arbeitseinsatz kompensieren zu wollen.

  Vor allem, wenn diese Strategie eine Zeitlang gut funktioniert und zum Erfolg (Anerkennung, gutes Gehalt, gesteigertes Ego) geführt hat, scheint leicht eine Art „Sucht" daraus werden zu können.

  Ob sich von Burn-out mehr Männer oder Frauen betroffen fühlen oder sich betreffen lassen, kann ich nicht beurteilen.

T.M., weiblich,

46 Jahre, verheiratet, getrennt lebend, Kinder: wären 6 gewesen (jetzt 28, 25, 23, 22, 18, 16), aktuell 3: 28, 23 und 22 Jahre alt
Beruf: Busfahrerin. Das ist auch die aktuell ausgeübte Tätigkeit

Hobbys: Lesen. Mit Abstand folgen wandern, Freunde treffen und nähen.
Beschreiben Sie kurz Ihre persönliche berufliche und private Situation. Sind Sie damit zufrieden?

- *Aktuell arbeite ich Vollzeit in einem priva-ten Busunternehmen und wohne mit mei-nem mittleren Sohn*
  zusammen.
  Zufrieden ist der falsche Ausdruck, ich strebe der Arbeitszeiten wegen einen Fir-menwechsel an und hätte gerne- das erste Mal in meinem Leben- eine Wohnung für mich alleine. Das ist aber schon in die We-ge geleitet, eine Bewerbung in Stuttgart läuft.

Was ist für Sie Burn-Out?

- *Der Begriff Burn-Out scheint eigentlich erstmal ein stylischer Ausdruck für eine Depression zu sein, der statt Schwäche e-her Motivation und einfach Überarbeitung impliziert.*
  Zumindest das Erscheinungsbild sieht mei-ner Meinung nach gleich aus. Der/ die Be-troffene hat Schlafstörungen, ist antriebs-schwach und apathisch... die Ursachen scheinen aber in einer chronischen Über-lastung zu liegen und der Burn-Out stellt eine akute Erschöpfung dar. Egal, ob der Druck von außen kommt oder typ-mäßig bedingt ist.

Ist Burn-Out ein typisch deutsches Phänomen?

- *ein typisch deutsches Phänomen- vermut-lich. Das protestantische Arbeitsethos un-*

terstützt ganz sicher vorhandene (Selbst-)Ausbeutungstendenzen. Pflichtbewusstsein und Fleiß sind ganz klassische deutsche Tugenden.

Eventuell in Nordeuropa generell verbreitet? Sicher auch in der Schweiz.

Wer ist Ihrer Meinung nach eher gefährdet, ein Burn-Out zu entwickeln, Männer oder Frauen, oder kann man das nicht so sagen?

- *Für stärker Burn-out-gefährdet würde ich Frauen halten.*

Männer haben ihre (bezahlte) Arbeit, stellen traditionell noch oft den klassischen Ernährer dar und haben am Feierabend eben Feierabend. Da ist ihre Pflicht erfüllt, und alles Zusätzliche ist Kür.

Die Frauen, spätestens und gerade wenn sie Mutter und berufstätig sind, sind gesellschaftlich gesehen für das komplette Privatleben zuständig. Kinder, Haushalt, Kontakte zur Verwandtschaft und dann eben noch für ihre Erwerbsarbeit- da bleibt immer etwas liegen, egal wie sehr frau sich zerreißt. Und sie kann oft nur von Glück reden, wenn der Mann „ihr (in „ihrem" Haushalt) hilft".

Dass beide Partner bei gleicher auswärtiger Arbeitsbelastung die restlichen Tätigkeiten im Haushalt und mit den Kindern zu gleichen Anteilen übernehmen, scheint selten.

Andererseits gibt es nicht nur Eltern und Partner, sondern auch einfach Menschen.

Und bei jedem Geschlecht gibt es Menschen mit hohen Ansprüchen an sich und ihre Arbeit, mit sehr starkem Verantwortungsgefühl und mit ausgedehnten Arbeitszeiten. Vor allem in Berufen, in denen man mit anderen Menschen zu tun hat, Pflege / Medizin, Lehre, Erziehung, sind oft gerade diejenigen engagiert, die diese hohen Ansprüche an sich haben. Zusammen mit der Ausdünnung der Personaldecke und dem Wissen, dass Dinge einfach getan werden müssen und dem dadurch steigenden Druck (von außen und von innen) führt das dann oft zu völliger Überlastung.

Wenn dann noch das Arbeitsklima nicht stimmt, muss man schon sehr hart im Nehmen sein, um keine Schäden davonzutragen.

Die Verteilung auf die Geschlechter geht vermutlich unentschieden aus, bei leichtem Überhang bei den Frauen. Wegen des höheren Anteils in Pflege und Erziehung, und auch weil sie bei psychischen Problemen eher zum Arzt gehen.

Bei einem kurzen Blick ins Internet zum Thema Statistik gab es ein entschiedenes Sowohl als auch.

Ob ich selbst gefährdet bin, Burn-Out zu entwickeln: Ja und nein.

Ja: ich neige zu Übertreibungen - wenn schon, dann richtig. Ob bei der Kinderzahl oder bei der Arbeit. Ich arbeite gerne, springe ein, wenn es klemmt und die Arbeitszeiten sind ohnehin schon recht lang. Und Probleme mit den Kindern gab es natürlich immer wieder, die Depression eines meiner Söhne ging über 1,5 Jahre, bis er sich endlich behandeln ließ... und wenn man zu einem Vollzeitjob noch ein Kind hat, das eine Vollzeitmutter bräuchte, gleichzeitig aber niemand da ist der das Geldverdienen übernehmen könnte...

Und manchmal wird es auch zu viel. Und manchmal kann man an der Situation kurz- und mittelfristig nichts ändern (Arbeit muss gemacht werden zum Geldverdienen, Kinder sind noch klein...). Oder der Kosten-Nutzen-Faktor erscheint einem vorläufig noch zu hoch - da braucht es manchmal einfach einen höheren Leidensdruck. Alles eine Frage der Zeit....

Nein: ich habe bisher immer einigermaßen rechtzeitig bemerkt, dass etwas nicht stimmt. Da hilft oft noch eine kurze bis mittlere Ruhe- oder Auszeit oder irgendwann auch eine Veränderung im Privatleben, bei der Arbeitsstelle oder der Wohnsituation.

Das ist natürlich nicht immer einfach zu realisieren, ein zehnjähriges Kind kann man schlecht vor die Türe setzen, weil man gerne eine Veränderung hätte... auch nicht in jedem Beruf ist ein problemloser Wechsel möglich und bei Wohneigentum wird's auch kompliziert.

Jetzt habe ich weder kleines Kind noch Haus, die zeitweise sehr anstrengende Zeit mit den Teenagern habe ich auch irgendwie überlebt und weil ich langsam die Anstrengung der Dauerschichten merke, bin ich zurzeit schon dabei, mir mehr Freiraum zu schaffen.

Von daher dürfte das Fazit negativ sein. Wenn man nicht zu viel Durchhaltevermögen demonstriert, kann man Burn-Out-Tendenzen wohl meist noch stoppen.

Wenn ich mich nicht um mich kümmere, tut es niemand. Und für mich bin ich der wichtigste Mensch - muss es sein. Sollte ich nämlich wirklich mit einem Burn-Out darniederliegen ist schlichtweg niemandem geholfen. Und wenn ich in mir ruhe, kann ich mich gut gelaunt um alles andere kümmern.

"Am Ende ist es immer das Fällige was uns zufällt."
Max Frisch (Tagebuch 1946-1949)

Wie im letzten Kapitel beschrieben wurde, hat das Burn-Out-Syndrom drei maßgebliche Dimensionen – die emotionale Erschöpfung, die Distanzierung von der Arbeit und die verringerte Arbeitsleistung trotz anfänglich überproportionalen Anstrengungen. Und man geht – wie erwähnt – heute davon aus, dass nicht nur die Umgebungsbedingungen Auslöser sind, sondern auch die Persönlichkeit des Betroffenen einen Risikofaktor darstellt. Gemäß des Vulnerabilitäts-Stress-Coping-Modell ist es wahrscheinlich, dass eine psychische Störung oder Krankheit bei einer gegebenen Disposition (Vulnerabilität- das bedeutet Verletzlichkeit) und durch besondere Belastungen (Stress) sowie das Fehlen adäquater Bewältigungsmöglichkeiten (Coping) zum Ausbruch gelangt.

Fassen wir die Vulnerabilitätsfaktoren nochmals zusammen:

- individuelle Faktoren (hohes Anspruchsniveau vor allem im Zusammenhang mit arbeitsplatzbedingten Faktoren als auch hohe emotionale Anforderungen („Heilberufe")
- Arbeitsplatzbedingungen: Hohe Anforderungen bei gleichzeitig hohem Zeitdruck und geringen Ressourcen, geringen Kontrollmöglichkeiten, mangelnden positiven Rückmeldungen und sozialen Konflikten am Arbeitsplatz
- Soziale Faktoren: Individualismus, „Postmoderne"

Setting – die Umgebungsbedingungen

Das „Setting" ist, beziehungsweise sind die Lebensumgebungen. Das bedeutet, nicht nur der Arbeitsplatz bestimmt das Setting. Sondern auch das arbeitsassoziierte Umfeld. Viele männliche Japaner im „Business" dehnen die gemeinsame Zeit mit den Arbeitskollegen bis weit in die Nacht aus, indem sie mehrmals wöchentlich nach Dienstschluss

„social drinking" praktizieren. Das wird erwartet. Diese Angestellten kommen dann erst spät nach Hause, wenn sie sich nicht in einer Zelle eines Kapselhotels die Heimfahrt sparen, um am nächsten Morgen ausgeschlafener im Büro erscheinen zu können. Auch dies wird erwartet. Allerdings meint man manchmal auch nur, dass etwas erwartet wird.

Schließlich die privaten Umgebungen. Hier werden wir in Umgebungen hineingeboren, oder wir heiraten in Umgebungen hinein. Oder aber wir wählen uns diese Umgebungen bzw. die Häufigkeit, mit welcher wir mit diesen Umgebungen interagieren. Wie der Leser merkt – auch in diesem Kapitel geht es um die Wahrnehmung von Freiräumen. Wer schreibt Ihnen vor, jedes Wochenende mit der Schwiegermutter zu verbringen, oder mit den Jungs auf dem Fußballplatz?

Ziel dieses Kapitels soll es sein, die Umgebungsbedingungen, und hier speziell die Bedingungen am Arbeitsplatz zu beleuchten. Die Interaktionen mit für den Betroffenen maßgeblichen Kollegen stehen hierbei im Mittelpunkt.

Umgebungsbedingungen können die in einer Fabrik, einem Büro, einer Chefetage eines börsennotierten Unternehmens, einem Pfarramt sein. Oder aber einer Klinik. Stichwort: Die Psychiatrie ist überall...

Das Setting eines Klinikarztes unterscheidet sich von dem anderer Berufe, weist aber auch Gemeinsamkeiten auf, welche von Außenseitern oft nicht vermutet werden.

Um es nochmals zu wiederholen - es geht in diesem Buch nicht um die mehrfachbelastete, halbtags berufstätige Hausfrau, welche neben den Kindern auch noch die pflegebedürftigen Eltern zu betreuen hat oder der alleinerziehende, in Vollzeit berufstätige Vater, mit einem schwierig zu erziehenden Kind. Es geht also nicht um Menschen in herausfordernden Situationen, die eine massive Überlastung darstellen, aber definitiv nicht selbst gewählt wurden, sondern sich mehr oder weniger ohne eigenes Zutun ergeben haben. Aber wie verhält es sich mit dem emanzipierten Mann, der nach der Arbeit (Vollzeit), die Kids vom Kinderhort abholt, noch einkauft, kocht und sich mit den Kleinen beschäftigt, um seine Frau nach der Babypause beim adäquaten Wiedereinstieg in den Beruf zu unterstützen? Stichwort postmoderne Wahlfreiheit und Erwartungen der Gesellschaft an ihre Individuen. Es geht um die zumindest teilweise und anfänglich selbst erwählten Herausforderungen, die einem dann zu viel werden. Wenn die Herausforderungen in ihrer Qualität und / oder Quantität zur Über-Forderung geworden sind.

Die zentrale Frage, die sich in diesem Kontext stellt, ist: Wählen wir unser Setting aus oder wählt das Setting uns aus und wir können lediglich nicht „Nein sagen".

Können wir nicht nein sagen, weil wir nicht „nein sagen" gelernt haben oder weil ein „nein" ggf. Nachteile mit sich bringen würde?

Beispiel eines Klienten: „Ich war mit meiner Position als Leiter einer kleinen Einheit eigentlich sehr zufrieden und mit meinem Vorgesetzten auch. Ich wollte nie Chef werden, aber als mein Chef die Firma verließ, musste ich überlegen, was ich mache. Und bevor ich irgendeinen Idioten als neuen Chef vorgesetzt bekomme, habe ich mich lieber selbst auf die frei werdende Position beworben."

Die Vorstellungen einer Klinik wie die Albert Schweitzers in Lambarene oder die Schwarzwaldklinik von Professor Brinkmann im Glottertal sind Vergangenheit oder haben schon immer eine Illusion dargestellt. Schon im Mittelalter waren die christlichen Heilig-Geist-Spitäler, welche sich um die Siechen kümmerten, auf Zuwendungen angewiesen. Umso mehr ist eine Klinik heute ein Wirtschaftsunternehmen wie jedes andere auch. Gegebenenfalls mit dem Unterschied, dass kein Profit erwirtschaftet werden muss, sondern lediglich eine schwarze Null. Die wenigsten Menschen arbeiten für einen Gotteslohn, auch Nonnen und Mönche werden seltener. Das bedeutet, das Personal muss bezahlt werden, und dieses Geld wird über die Behandlung von Patienten eingenommen. Sollte das Krankenhaus privatisiert sein, erwarten die Shareholder die Vermehrung ihres Kapitals. Und denen ist es meist egal, mit was Gewinn erwirtschaftet wird. Ob das Schrauben, Motoren oder chirurgische Operationen oder Pflegeleistungen sind. Ich habe Glück, meine Klinik ist in öffentlicher Hand, somit muss das Haus keinen Mehrwert produzieren. Dass trotzdem die Ökonomie Denken und Handeln bestimmt, liegt auf der Hand. Wenn ich in Pflegesatzverhandlungen mit den Krankenkassen Zeuge war, wie darum gestritten wurde, wieviel Geld die Klinik für einen stationären Patienten am Tag erhält, hatte ich eher das Gefühl auf dem Vieh-Großmarkt zu sein, wo es gilt, den Preis der Bauern möglichst weit zu drücken und nicht in einer Besprechung, in welcher auch das Wohl des Patienten im Vordergrund steht. Und ist mir auch klar geworden, dass solche Verhandlungen seitens des Krankenhauses in die Hände von Profis gehören - Verwaltungsfachleuten, welche emotional kühl und distanziert, aber sachlich fundiert um die Belange der Klinik und damit auch die der Patienten kämpfen. Ärzte haben hiervon häufig wenig Ahnung und es fehlt ihnen der notwendige Abstand zum klinischen Alltag und zum individuellen Patienten, um in Verhandlungen ausreichend objektiv zu bleiben. Jedenfalls gilt es auch in meiner Klinik, wirtschaftlich zu arbeiten. Die Wirtschaftlichkeit oder Gewinnmaximierung gelangt dort an ihre Grenzen, wo die Behandlung der Patienten und die Fürsorge für die Mitarbeiter leiden. Die Bereitstellung von ausreichend Personal war eine der Grundforderungen im Jahr 1975, als im Rahmen der sogenannten Psychiatrie-Enquete, die psychiatrische Behandlung im damaligen (West)-Deutschland kritisch untersucht wurde und beispielsweise die großen Überwachungssäle für 40 und mehr Patienten verschwanden. Die Personalsituation hat sich in den letzten Jahren deutlich verbessert, man hat sich glücklicherweise von einer reinen Verwahr-Psychiatrie, in welcher die Patienten nur mit sehr nebenwirkungsreichen Medikamenten behandelt und meist überwiegend hochdosiert ruhiggestellt wurden, hin zu einer eher schonenderen Psychiatrie entwickelt, welche zunehmend mehr psychotherapeutische und psychoedukative Verfahren in der Behandlung einsetzt. Diese kommen den Bedürfnissen von Patienten und Therapeuten entgegen. Um eine diesbezügliche qualifizierte Behandlung sicherstellen zu können, benötigt man ausreichend qualifiziertes Personal – Pflege, Sozialarbeit, Psychologen, Psychiater aber auch Fachtherapeuten wie Ergotherapeuten, Kunst- und Musiktherapeuten, Sport- und Bewegungstherapeuten etc. Insbesondere beim ärztlichen Personal und - in geringerem Maße - auch bei Krankenpflegern und -schwestern gibt es Nachwuchsprobleme. In der Psychiatrie ist - im Gegensatz zu anderen medizinischen Disziplinen - die Kenntnis der Landessprache unabdingbar, was die Auswahl an geeigneten Bewerbern weiter reduziert. Es wäre also naiv, einem gewinnorientierten Unternehmen eine am Gemeinwohl orientierte Firma gegenüberzustellen. Es gibt Betriebe, die etwas mehr sozial eingestellt sind als andere. Aber zu verschenken haben sie alle nichts. Somit ist auch ein Geschäftsführer eines Krankenhauses in erster Linie an der Gesundheit seines Betriebes und erst sekundär an der der Patienten oder seiner Mitarbeiter interessiert, wobei sich das teilweise bedingt, was manchmal vergessen wird. Dabei gibt es überall Bemühungen, den Arbeitsplatz mitarbeiterfreundlicher zu gestalten. Allerdings scheinen von dieser Freundlichkeit manchmal einige Bereiche ausgespart zu werden. Nach dem Motto - wer leitender Angestellter ist, kann auch leiden.

Doch nun weiter zum Setting. Während von außen betrachtet die Bezeichnung „Gruppenleiter" wenig greifbar erscheint – wie groß ist eine Gruppe, wie qualifiziert sind die Mitglieder der Gruppe, welche hier geleitet wird, welche Entscheidungskompetenz hat ein Gruppenleiter – ist das bei einem Chefarzt etwas anderes. Gruppenleiterfunktionen und deren Freiräume und Prestige variieren von Betrieb zu Betrieb. Ein Chefarzt – so die gängige Meinung von nicht in Krankenhäusern Tätigen, ja selbst von ärztlichen und nicht-ärztlichen Mitarbeitern in der „eigenen" Klinik – personifiziert Entscheidungskompetenz. Auch wenn der Ausdruck des Halbgottes in Weiß glücklicherweise der Vergangenheit angehört, herrscht die landläufige Meinung vor, dass ein Chefarzt alle Freiräume hat, die man sich vorstellen kann. Er bestimmt, welche Arten von Behandlungen durchgeführt werden, welche Mitarbeiter eingestellt werden, hat das letzte Wort gegenüber allen Mitarbeitern, bestimmt das Bild der Klinik nach draußen, spielt nachmittags Tennis - und wenn er älter ist, Golf - und fährt mindestens einen S-Klasse Daimler oder Porsche. Natürlich liegt sein Einkommen um Größenordnungen über dem von „normalen" Ärzten und sein Sozialprestige wird bzw. wurde nur noch von Mutter Theresa und Nelson Mandela übertroffen. Nur wer sehr einfältig ist, glaubt das wirklich, und bewirbt sich auf eine Chefarztstelle aufgrund dieser Attribute. Die Klinik ist ein Marktplatz - wo Angebot und Nachfrage den Preis bestimmen. Und da auch heute noch von zahlreichen Klinikärzten die Chefarztposition mit der Krönung ihrer „Karriere" gleichgesetzt wird, ist die Nachfrage nach diesen Stellen größer als das Angebot. Was den Preis drückt. Ein Chefarzt erhält meist das Gehalt eines leitenden Oberarztes plus Zulage, welche von der Geschäftsleitung jederzeit gestrichen werden kann, wenn der Chefarzt sich nicht konform verhält. Zusätzlich darf, kann, muss er Privatpatienten behandeln, wobei auch hier die Klinik dem Chefarzt einen Bruchteil des Erlöses überlässt. Ich möchte diesbezüglich nicht meckern, zumindest hatte ich einen Dienstwagen – um die jährlich 35000 km im Dienste der Klinik zurückzulegen - bei freier Zeiteinteilung, sowie für den privaten Gebrauch. Wozu ich nicht wirklich Zeit hatte. Als Chefarzt hat man freie Zeiteinteilung, abgesehen von Pflichtterminen. Man kann arbeiten so lange man möchte. Meist ohne Zusatzverdienst, versteht sich. Also, um es auf den Punkt zu bringen - des Geldes wegen wird kein klar denkender Mensch mehr Chefarzt. Also warum dann: Ich denke, und da gehe ich nicht nur von mir, sondern auch von dem aus, was mir befreundete Kollegen berichtet haben – entweder man hat sich – wie oben beschrieben – auf eine Chefarztstelle beworben, weil diese gerade frei war und man nicht unbedingt einen neuen Chef vor die Nase gesetzt haben wollte. Oder man hatte Lust auf Gestaltung, auf Weiterentwicklung von therapeutischen Ansätzen, auf Umsetzung von Ideen, was in der bisherigen Position nicht möglich war. Oder aber - sicher häufig - beides.

Das bedeutet: Mann oder Frau bewirbt sich auf eine entsprechende Position - ob die eines Chefarztes oder Gruppenleiters (beziehungsweise des weiblichen Äquivalents), weil diese Stelle genau zu diesem Zeitpunkt angeboten wird u-n-d weil man von dieser Stelle ein bestimmtes Bild hat, welches einem reizvoll erscheint. Dass dieses Bild lediglich eine Vorstellung ist, welche der Realität weichen muss, ist nichts Spezifisches. Ähnliches kennt man aus vielen Bereichen des Lebens, siehe Ehe, Erwachsenwerden und so weiter. Der Ingenieur, welcher sich auf die Gruppenleiterposition bewirbt, hat wie der potentielle Chefarzt ein unscharfes und von Wünschen geprägtes Bild. Und sie haben noch eine Gemeinsamkeit – beide bewerben sich. Andere, für welche diese Position (realistisch betrachtet) mit mehr Mühe als mit persönlichem Nutzen verbunden zu sein scheint, werden sich nicht bewerben.

Somit muss davon ausgegangen werden, dass das Setting kein Zufall ist, sondern zumindest zum Teil selbst gewollt, selbst gewählt. Aber es ist mit solchen Positionen wie überall im Leben. Die Rosinen gibt es nur mit dem trockenen Kuchen im Gesamtpaket. Die Frage bleibt, ob es genug Rosinen sind, um den Rest ausreichend lecker zu machen.

Die beruflichen Umgebungsbedingungen werden also zumindest zum Teil als notwendiges Übel akzeptiert.

Und hier macht es Sinn, sich die Arbeitsumgebung einmal genau anzuschauen. Zu überlegen, was genau nicht stimmig ist, was so nicht toleriert werden kann. Was sich im Vergleich zu dem, was einem versprochen wurde, als Mogelpackung herausgestellt hat. Aber vielleicht ist einem seinerzeit gar nichts versprochen worden, und man hat Versprechungen nur als solche interpretiert oder sich solche komplett selbst eingeredet.

Wenn man sich mit seinen Arbeitsplatzbedingungen auseinandersetzt, fallen einem typischerweise nur die Dinge auf, welche nicht funktionieren. Das ist wie mit der Gesundheit – Gesundheit merkt man nicht, man merkt früher oder später Normwertabweichungen – Fieber, später Bluthochdruck, noch später einen Tumor. Wenn man also postuliert, dass man sich seine Arbeitsplatzumgebung zumindest zum Teil selbst gewählt hat, dann hat man auch manche positiven Faktoren gewählt. Um diese klarer zu definieren, macht es Sinn, sich einen Arbeitsplatz vorzustellen, wie er schlimmer nicht sein könnte, an welchem man also definitiv nicht über längere Zeit arbeiten möchte. Für mich war schon sehr früh in meiner Berufslaufbahn klar, dass ich zum einen Gestaltungsfreiräume haben möchte, dann Abwechslung, auch immer wieder mal (Eu)-Stress. Die Konfrontation mit Unvorhersehbarem, das Gefühl am Abend, etwas geleistet zu haben, und dies am besten in einem Team. Nicht unbedingt als Leiter eines Teams, so aber doch als wichtiges Mitglied desselben. Also mehr Thrilling als Ruhe. Ich kenne das Gefühl am Fließband, alle 10 Minuten der Blick zur Uhr – wie lange noch, wann ertönt das Signal für das Ende der Schicht? Monotonie. Ferienjobs waren für mich immer Motivation, genau das später nicht mehr machen zu wollen. Sei es Pakete sortieren bei der Post oder Fässer stapeln in einer Brauerei. Auch das als Einzelkämpfer arbeiten müssen war nie meins. Das gemeinsa-

me Durchstehen und Bestehen einer kritischen Situation, gemeinsam ran"klotzen" – das fand ich immer reizvoll, Aufnahmestation, Flüchtlingslager, Intensivstation. Und die Möglichkeit, spontan reagieren zu können. Auch das Erlebnis, etwas erfolgreich bewältigt zu haben – wiederum mit anderen. Als ich vor Jahren an der Thai-kambodschanischen Grenze in das von uns zu betreuende Flüchtlingscamp kam und sah, dass über Nacht die Hospitalzelte vom thailändischen Militär abgebaut worden waren und die Patienten nun unter freiem Himmel lagen – und mit meinem Freund und Kollegen gezwungen war, rasch ein Krankenhaus zu bauen, war das Stress pur. Aber mit wichtigen Hinweisen der Einheimischen, nicht wie von uns geplant, das gesamte Gebäude aus Bambus zu errichten, sondern zumindest die tragenden Teile durch Eukalyptusstämme, denn Bambus wäre innerhalb kürzester Zeit von den Termiten weggefressen, konnte das Hospital innerhalb von 2 Wochen - vor Beginn der Monsunzeit - hochgezogen werden. Kein Job für Bedenkenträger. Der Horror wäre für mich in einer solchen Situation ein Vorgesetzter, welcher zuerst mehrere Meetings einberuft, um dann irgendwann aus nicht nachvollziehbaren Gründen das Projekt zu verbieten.
Ein Beispiel aus einem anderen Kontext: Man stelle sich eine verantwortungsvolle Position in einer Entwicklungsabteilung eines nicht deutschen Unternehmens (im Sinne einer fehlenden sozialen Absicherung nach deutschem Standard) in direkter Konkurrenz zum asiatischen Ausland vor. Und nun sammle man dieses Konglomerat an Parametern –

186

wie z.B. Entscheidungsbefugnis, interessante Tätigkeit, mit Möglichkeiten zur beruflichen Verwirklichung, Einkommen, Aufstiegschancen, Improvisationsmöglichkeiten, Spontanität, (arbeits)zeitliche Flexibilität, aber auch Unsicherheitsfaktoren bezüglich Sicherheit des Arbeitsplatzes und Arbeitsortes, Betriebsrente etc. Als nächsten Schritt setze man dieses Setting in den Vergleich mit der Tätigkeit in der Registratur einer Behörde ohne Entscheidungsbefugnis, mit Stechkarte, Arbeitsplatzgarantie und Rentenanspruch.

Wo möchte man, wo würden Sie lieber arbeiten?

Die gängigen Erklärungsmodelle zur Entstehung des Burn-Out-Syndroms gehen von Ungleichgewichten aus. Das Job-Demands-Resources bzw. Effort-Reward-Imbalance Modell nach Bakker postuliert beispielsweise, dass eine Imbalance zwischen Anforderungen einerseits und Ressourcen andererseits auf längere Sicht eine „ungesunde" Gesamtsituation hervorruft.

Anforderungen sind beispielsweise:

- Aufmerksamkeit und Konzentration unter Zeitdruck
- Emotional belastende Situationen und entsprechendes Verhalten Dritter
- Körperliche Anspannung und Belastung
- Zunehmende Komplexität und steigende Ansprüche

Ressourcen („Kraftquellen") sind zum Beispiel:

- Wertschätzung und „gute" Beziehungen (Zugehörigkeit)

- Erfolgserlebnisse (Leistungen) und (annehmbares) Feedback
- Entscheidungs-, Handlungs- und Gestaltungsmöglichkeiten, Kreativität
- Positives und proaktives Selbst- und Weltbild und Handlungsethik

Der US-amerikanische Soziologe R. Karasek definiert im Rahmen seines Job-Demand-Control-Modells (1979) zwei wichtige Parameter zur Einschätzung von Belastungs- und Beanspruchungsfaktoren im Arbeitsumfeld. Zum einen die gerade erwähnten Arbeitsanforderungen (Job Demands), zum anderen den Handlungsfreiraum und die Autonomie am Arbeitsplatz (Job Decision Latitude). Beide können hoch als auch gering ausgeprägt sein. Nach Karasek entsteht dann das Gefühl der Belastung am Arbeitsplatz, wenn hohen Arbeitsanforderungen keine entsprechenden Möglichkeiten gegenüberstehen, mit diesen Anforderungen adäquat umzugehen. Das ist dann der Fall, wenn nur ein geringer Handlungsspielraum zur Verfügung steht. Der Betroffene weiß, welches die nächsten Schritte wären, die eingeleitet werden müssten, um Probleme zu lösen oder allgemeiner formuliert die Anforderungen zu reduzieren, kann diese aber aufgrund fehlender Handlungsautonomie nicht umsetzen. Motivation entsteht für Karasek durch den Umfang, in welchem der Betroffene Entscheidungen treffen kann, diese „Handlungs"-Energie wandelt sich als „mental strain" in Frustration und körperliche und psychische Stresssymptome um, wenn aufgrund fehlender Autonomie keine Handlung erfolgen kann. Nicht handeln zu dürfen obwohl man könnte, macht also krank.

In einer Untersuchung arbeitsbedingter Ursachen für das Auftreten von depressiven Störungen zeigte sich, dass depressive Symptome umso häufiger auftraten, je höher die objektiv bewertete Arbeitsintensität (beispielsweise produzierte Stückzahlen pro Zeiteinheit oder behandelte Patienten) war und je niedriger der subjektiv erlebte Tätigkeitsspielraum war. Tätigkeitsspielraum könnte in diesem Beispiel die Änderung der Produktionsbedingungen durch verstärkte Automatisierung, oder die Behandlung von Patienten durch Assistenzkräfte sein. Als weiteres wichtiges Ergebnis konnte nachgewiesen werden, dass kein Zusammenhang zwischen objektiv bewertetem Tätigkeitsspielraum (z.B. 5 unterstützende Mitarbeiter stehen zur Verfügung) und Depression besteht (Rau et al. 2010). Bekanntlich verändert eine Depression die Bewertung von Wahrnehmungen, man muss also davon ausgehen, dass depressive Beschäftigte aufgrund ihrer psychischen Beeinträchtigung den Tätigkeitsspielraum subjektiv geringer bewerten als er objektiv ist.

Also: Die subjektive Interpretation und weniger die objektive Beurteilung entscheidet maßgeblich darüber, ob eine Situation als Stressor abgespeichert wird oder nicht.

Das Stressmodell von Lazarus geht ebenfalls davon aus, dass Arbeitsstress aus dem Ungleichgewicht zwischen externen Anforderungen und individuellen Ressourcen der Bewältigung entsteht. Neben den schon genannten Faktoren werden weitere Einflussgrößen genannt, welche die Wahrscheinlich-

keit des Auftretens eines Burn-Out-Syndroms erhöhen:

- Mangel an sozialer Unterstützung (z.B. auch durch das soziale Umfeld, welches manchmal nicht mehr vorhanden ist)
- Übermaß an Verantwortlichkeit im Sinne des „sich verantwortlich fühlen"
- Rollenkonflikte und Rollenambiguität
- Unmotiviertes, aggressives bzw. problem-beladenes Klientel
- Organisationsgröße und Arbeitsstrukturen, z. B. Anonymität und mangelnde Transpa-renz in großen Institutionen
- Mangelnde Zielsicherheit und Transparenz
- Mangelndes Feedback sowohl seitens der Klienten als auch seitens der Organisation

Schon 1908 beschrieben Robert Yerkes und John D. Dodson das später nach ihnen benannte Yerkes-Dodson-Gesetz: Die menschliche Leistungsfähig-keit ist abhängig von den Umgebungsbedingungen: Zwischen der physiologischen Aktivierung und der Leistungsfähigkeit besteht ein umgekehrt U-förmiger Zusammenhang. Bekanntlich ist der Leis-tungsverlauf bei jedem Menschen individuell und veränderlich. Er hängt u.a. von der Höhe der emo-tionalen Aktiviertheit ab. Bei Unterforderung bleibt der Mensch hinter seinen Möglichkeiten zurück - es entsteht ein Leistungsleck. Durch ein gesundes Maß an emotionaler Aktiviertheit kann die Leistung bis zu einem Spitzenwert gesteigert werden. Erhöht sich das Erregungsniveau über das erforderliche Maß, sinkt die Leistung wieder ab. Die Leistung passt sich also an die Belastung an, bis zu einer Maximalleistung (Spitzenleistung). Werden die Belastung bzw. der Stress größer, erfolgt Ermüdung, Erschöpfung, Erkrankung und schließlich der Zusammenbruch. Die Anforderungen, welche an ein Individuum gestellt werden, können somit abhängig von seinen Fähigkeiten zu einer Überforderung führen oder einer Unterforderung, oder bei optimalen Verhältnissen zum so genannten Flow. So kann Unterforderung, Eintönigkeit der Arbeit, fehlende oder geringe Aufstiegsmöglichkeiten, Langeweile, das Gefühl nicht (mehr) gebraucht zu werden zum „Bore-Out-Syndrom" führen, mit ähnlichen Symptomen wie beim Burn-Out. Eine Störung, welche auf den Manager von heute schon morgen – konkret – mit Renteneintritt wartet. Oder dann, wenn der Keller aufgeräumt, der Garten auf Vordermann gebracht und man des Hauses verbannt wurde, da die Gattin die permanenten Verbesserungsvorschläge nicht mehr hören kann.

Bevor nun der Fokus der Aufmerksamkeit weg von den allgemeinen Arbeitsbedingungen hin zu den Interaktionsmustern zwischen dem vom Burn-Out-Syndrom betroffenen oder zumindest gefährdeten Mitarbeiter und dessen Vorgesetzten gerichtet werden soll, sei eine Untersuchung erwähnt, welche 2008 in der Harvard Business Review erschienen ist (Neilson 2008). Hier wurden 1.000 Organisationen mit über 25.000 Beschäftigten befragt, was ihrer Meinung nach umsetzungsstarke Unternehmen auszeichnet. Einige dieser Eigenschaften, sogenannte Traits, lassen sich sehr gut auf die Vorstellungen übertragen, welche die Zielgruppen des

Buches, also motivierte, entscheidungsfreudige Mitarbeiter, von einem für sie adäquaten Arbeitsplatz haben:

- Thema Information: Mitarbeiter verfügen meist über die nötigen Informationen, um ihren Beitrag zum Unternehmenserfolg zu verstehen
- Thema Entscheidungsbefugnisse: Manager auf höheren Hierarchiestufen packen selbst mit an, indem sie in Entscheidungen eingreifen. Die Konzernzentrale hat eher eine unterstützende als eine kontrollierende Aufgabe
- Thema Anreize: Die Fähigkeit, Zielvereinbarungen einzuhalten hat einen Einfluss auf Karriere und Vergütung
- Thema Struktur: Beförderungen erfolgen nicht nur hierarchisch, sondern auch horizontal

Interaktion und Kommunikation

Fest steht, dass die gesellschaftlichen Komponenten in den erwähnten Erklärungsansätzen bei der Burn-Out-Entstehung eine bedeutende Rolle spielen. Hierzu gehören beispielsweise gestiegene Erwartungen an die Flexibilität und die Mobilität der Mitarbeiter, fortschreitende berufliche Spezialisierung sowie stetig steigende Ansprüche der Menschen bei zunehmender gesellschaftlicher Vereinsamung, Isolation und Anonymität sowie geänderte Kommunikationsformen. Im Zentrum steht aber das

Individuum und seine Wahrnehmung und Interpretation seiner Rahmenbedingungen. Ein häufiger Grund für Burn-Out ist wie beschrieben die Diskrepanz zwischen dem was vom Betroffenen gefordert wird – bzw. was dieser von sich selbst fordert, und dem, was er unter Berücksichtigung der ihm zur Verfügung stehenden Mittel / Ressourcen leisten kann. Dass die notwendigen Ressourcen nicht zur Verfügung stehen, kann mehr oder weniger Zufall sein – Zulieferfirma brennt ab oder mehrere Mitarbeiterinnen werden gleichzeitig schwanger. Oder es ist ein Versäumnis der Verantwortlichen, oder es ist die Unwissenheit der Vorgesetzten, oder beides. Wenn der Vorgesetzte nicht nachvollziehen kann, welche Ressourcen für die Bewältigung bestimmter Anforderungen vorhanden sein müssen, kann das auch daran liegen, dass er fachfremd ist – Mitarbeiter der Verwaltungsabteilung versus Produktion (Ingenieur) oder der Patientenversorgung (Arzt) – oder dass er selbst Zwängen unterworfen ist, welche einer Verbesserung der Ressourcensituation entgegenstehen. Was letztendlich die Ursache ist, lässt sich meist nicht eruieren. Wichtig ist dabei jedoch, sich nicht für Missstände verantwortlich machen zu lassen, welche aufgrund von Ressourcenknappheit nicht behoben werden können.
Dies habe ich regelmäßig erfahren dürfen, und es ist interessant, wie sich dann die gesamte Kritik nur noch um die Missstände dreht, für welche der Verantwortliche - hier der Chefarzt - zur Rechenschaft gezogen wird, aber die Ursachen für diese Missstände nicht mehr thematisiert werden. Das Setting – hier die Arbeitsumgebung - kann bezüglich der

allgemeinen Rahmenbedingungen (Ressourcen, Anforderungen) und auch bezüglich der Interaktionen zwischen den Akteuren betrachtet werden. Interaktionen sind eng verbunden mit der allgemeinen Kommunikationsstruktur in einem Unternehmen. Diese hängt wiederum von der Unternehmensphilosophie ab. Mit welchen Instrumenten der „Macht" wird Herrschaft ausgeübt? Die Interpretation von Mängeln und deren Ursachen kann ein Instrument der Macht sein, denn die Deutungshoheit liegt beim Vorgesetzten.

Die Kommunikationsstruktur ist die Basis jeder Interaktion. Kommunikation kann allerdings auch Schweigen sein, dann kommt es zu keiner Interaktion, sondern lediglich dazu, dass einer der beiden potentiellen Interaktionspartner Überlegungen anstellt, was das Schweigen des anderen zu bedeuten hat. Und unter Interaktion können auch pathologische Kommunikationsweisen subsummiert werden, welche als Mobbing bezeichnet werden. Natürlich gehören zur Kommunikation Sender und Empfänger, allerdings - und das soll an dieser Stelle betont werden - haben nicht alle an der Interaktion Beteiligten dieselben Freiräume. Gemäß dem Kommunikationsexperten Watzlawick sind zwischenmenschliche Kommunikationsabläufe entweder symmetrisch oder komplementär, je nachdem ob die Beziehung zwischen den Partnern auf Gleichgewicht oder Unterschiedlichkeit beruht. Bei den komplementären Beziehungen drückt sich diese Unterschiedlichkeit oft durch eine Unterordnung des einen Gesprächspartners unter den anderen aus.

Kritik ist meist nur von oben nach unten und nicht umgekehrt möglich. Wobei Kritik per se prinzipiell hilfreich sein kann, wenn sie so formuliert wird, dass sie annehmbar ist. Und unterschiedliche Menschen reagieren unterschiedlich auf das Interaktionsverhalten anderer.

Mobbing bedeutet, andere Menschen ständig bzw. wiederholt und regelmäßig zu schikanieren, zu quälen und seelisch zu verletzen. Mit diesem Vorwurf gegenüber Dritten sollte man vorsichtig umgehen, Mobbing setzt einen Vorsatz, eine Absicht voraus. Mobbing ist hier nicht unser Thema – im Gegensatz zu vielen anderen Büchern über Burn-Out. Schließlich geht es hier weniger um Opfer und Opferpersönlichkeiten, als um die Interaktion, zwischen zumindest was die Interaktion angeht, unterschiedlich starken Partnern. Deshalb nur kurz: Bezüglich des Mobbings sollte man sich einige Fragen stellen. Vergegenwärtigen Sie sich denjenigen, der Sie mobbt: Fühlen nur Sie sich von dieser Person gemobbt, oder fühlen sich auch andere entsprechend behandelt? Wenn andere auch unter ihr leiden, was teilen Sie mit diesen anderen? Oder scheinen wohl alle, die mit dieser Person zu tun haben, gut mit ihr auszukommen und nur Sie haben Schwierigkeiten mit ihr? Wie sieht das Mobbing konkret aus? Würden andere Personen, die bei einer Interaktion zwischen Ihnen und der entsprechenden Person (unsichtbar und unbemerkt) dabei wären, die Interaktion ebenfalls als mobbend wahrnehmen? Oder ist das nur aus Ihrer Perspektive, mit Ihrer spezifischen Biographie möglich? Es scheint nachvollziehbar, dass wenn Ihr Chef Sie nicht leiden kann, Sie aus dessen Mund nie etwas Positives über sich hören werden. Aber das würde Ihnen selbst vielleicht auch schwer fallen…. Das muss noch kein Mobbing sein.

Die Art und Weise wie miteinander kommuniziert wird, kann Aufschluss darüber geben, wie es um die Qualität der zwischenmenschlichen Beziehung der jeweiligen Gesprächspartner bestellt ist. Allerdings sei vor oberflächlichen und vorschnellen Urteilen gewarnt. Eine propagandaträchtige kommunistische Bruderkuss-Atmosphäre, welche auch in vielen Unternehmen Einzug gehalten hat – man duzt sich, schreibt sich Emails welche unabhängig vom Inhalt mit „lieber…" oder „liebe.." beginnen, darf nicht darüber hinwegtäuschen, dass zwar freundliche Umgangsformen wichtig sind, aber zur Farce verkommen, wenn man permanent Angst haben muss, mit einem Lächeln den Dolch zwischen die Rippen gestoßen zu bekommen.
Bei der Kommunikation sollte zwischen einem Inhaltsaspekt und einem Beziehungsaspekt unterschieden werden. Schulz von Thun sprach in diesem Zusammenhang sogar von „vier Seiten einer Nachricht" (Schulz von Thun 1981). Störungen und Konflikte kommen zustande, wenn Sender und Empfänger die vier Ebenen unterschiedlich deuten und gewichten. Das führt zu Missverständnissen und in der Folge zu Konflikten. Achten Sie bei Gesprächen darauf, zum einen wie Sie sich selbst verhalten, was zugegebenermaßen oft schwierig ist. Zum anderen, wie Ihr Gesprächspartner agiert - hier verdeutlicht an einem Beispiel eines Vorarbeiters

im Gespräch mit seinem Vorgesetzten: „Wenn wir nicht schnell Leute bekommen, kann man den Lieferauftrag vergessen. Ich alleine schaffe das nicht!"

1. Sachinhalt: Worüber wird gesprochen? Der Vorarbeiter berichtet, dass er besorgt ist, dass durch kranke Mitarbeiter ein Produktionsziel nicht erreicht werden kann.

2. Selbstoffenbarung: Was erfährt der Vorgesetzte (Informationsempfänger) anhand der übermittelten Botschaft über den Sprecher selbst? Der Vorarbeiter strahlt Sorge und Angst aus.

3. Beziehung: Was erfährt der Vorgesetzte anhand der übermittelten Botschaft über die Beziehung zwischen ihm und seinem Vorarbeiter? Der Vorarbeiter fühlt sich bisher nicht ausreichend vom Vorgesetzten unterstützt.

4. Appell: Was erwartet der Sprecher vom Vorgesetzten? Der Vorarbeiter wünscht sich vom Vorgesetzten mehr Hilfe und signalisiert, dass dieser die dafür notwendige Handlungs- und Entscheidungskompetenz hat und verantwortlich ist.

Es zeigt sich, dass die unter dem Namen Harvard-Konzept bekannt gewordene Kommunikations- und Verhandlungstechnik auch in alltäglichen Gesprächssituationen oft sehr hilfreich ist: Die Trennung von Person und Problem und die getrennte Ansprache beider Aspekte.

Klären Sie, wie die Interaktion mit Ihren oder Ihrem Vorgesetzten ist: Fühlen sich Entscheidungen, welche für Sie negative Auswirkungen haben so an, als ob Ihr Vorgesetzter diese Entscheidung absichtlich so getroffen hat, um Ihnen das Leben schwer zu machen? Im Sinne von Willkür und Demonstration von Macht? Oder aber hat er möglicherweise eine für Sie negative Entscheidung getroffen, ohne die für Sie möglichen negativen Konsequenzen im Blick gehabt zu haben? Im Sinne einer Nachlässigkeit oder mangelnder Empathie-Fähigkeit? Oder hatte er selbst nicht ausreichende Informationen über den Vorgang? Dies macht einen großen Unterschied, im ersten Fall sind Sie gezielt Opfer, im zweiten Fall sozusagen „nur" Kollateralschaden - Ihr Chef will Ihnen nichts Böses, aber er ist auch nicht in der Lage, sich in Sie hinein zu versetzen. Die dritte Möglichkeit ist, dass er sehr wohl weiß, dass sein Handeln Ihnen Nachteile verschafft, ihm aber keine andere Möglichkeit bleibt als genau auf diese Weise zu agieren.

Es gilt also zu klären, ob Sie wirklich vorsätzlich nachteilig behandelt werden, oder die Arbeitsbedingungen per se schlecht sind. Gegebenenfalls sind die Arbeitsbedingungen für alle schlecht, oft nimmt man die Probleme der anderen aufgrund der eigenen nicht mehr richtig wahr.

Gehen Sie prinzipiell nicht davon aus, dass Ihr Gegenüber - vielleicht nehmen Sie diesen auch als Gegenspieler oder Kontrahenten wahr - Ihnen immer schlecht gesonnen ist - das mag zwar im einen oder anderen Fall zutreffend sein. Teilweise lässt sich aber auch die dafür verantwortlich zu machende Motivation durch eine Analyse der Interaktionen und Biografien der Beteiligten klären. Häufig ist das Verhalten des Vorgesetzten für den Betroffenen unverständlich. Es gibt hier den Terminus Ignoranz. Ignoranz (lat. Ignorantia „Unwissenheit, Unwissen, Unkenntnis") zeichnet sich dadurch aus, dass eine Person – möglicherweise absichtlich – einen Umstand nicht kennt, nicht wissen will oder nicht beachtet, ggf. missachtet. Somit findet sich ein Bedeutungsstrang von Unwissenheit über Desinteresse bis hin zur Missachtung. Ignoranz hat somit auch eine Bedeutung, die im Endeffekt für denjenigen, der ignoriert wird die gleiche Auswirkung hat, allerdings nicht so schwer zu ertragen ist: Ignoranz im Sinne des „nicht Wissens", des „keine Ahnung habens". Dies kann Vorsatz sein - manchmal ist es günstig, sich in bestimmten Dingen nicht auszukennen, um dann strengere Kriterien anlegen zu können. Wie der fachfremde „Sachverständige", welcher darüber zu urteilen hat, wie viele Minuten für eine durchschnittliche Blinddarmentfernung benötigt werden. In diesem Fall ist es bequem, wenn nur die Zeitdauer als Vergleichswert herangezogen wird. Komplizierter wird es, wenn ein Sachverständiger genug Sachverstand besitzt, neben der Operationsdauer auch noch den Schwierigkeitsgrad der Operation mit in die Berechnung einfließen zu lassen. Fachfremden Vorgesetzten fehlt zeitweise das Verständnis für fachspezifische Probleme, das macht dadurch dessen Welt einerseits einfacher, andererseits ist er dann von Beratern abhängig. Allerdings ist es auch schwierig, einen fachfremden Vorgesetzten von der Notwendigkeit bestimmter Veränderungen überzeugen zu können. Meist unmöglich. Dies darf dann nicht damit verwechselt werden, dass ein Vorgesetzter einem persönlich Schwierigkeiten machen möchte.

Eine Firma, Klinik oder Büro ist wie ein Organismus. Hier wie dort gibt es wichtige und eher unwichtige Organe. Die Steuerung wird durch das Gehirn, also den Geschäftsführer, Direktor, Chef übernommen. Doch auch ein Gehirn ist auf die Kooperation mit anderen, auf den ersten Blick wenig bedeutsamen Organen und Geweben angewiesen, und auf Umgebungsbedingungen, welche oft nicht oder nur unwesentlich beeinflusst werden können. Temperatur, Nahrungsangebot, Konjunktur, Warenangebot, steuerliche Rahmenbedingungen. Und wie ein Gehirn hat auch ein Betrieb ein Ziel. Eine Richtung, in welche eine (Körper-)Bewegung stattfindet, und eine Ethik, eine Position zu Grundsatzfragen ob und in welcher Höhe Kredite aufgenommen werden, eine Straftat begangen wird, man sich abhängig macht, im Team arbeitet. Die Rahmenbedingungen, welche die Aktivität und Ausrichtung eines Betriebes bestimmen sind meist transparenter als die Art und Weise, wie die Mitarbeiter „ticken", welche dort tätig sind. Doch gerade dies ist für Sie nicht uninteressant. Es geht um Burn-Out. Und darum, warum es gerade Sie in gerade diesem Setting trifft.

Also – wie denken Ihre Vorgesetzten, wollen diese ausgerechnet Sie ärgern? Oder auch andere Mitarbeiter? Oder wollen die gar nicht ärgern, sondern es ist einfach die Gesamtatmosphäre, das Betriebsklima, welche/s die Arbeit unerträglich macht? Geht es dann nur Ihnen so, oder anderen auch? Haben die Kollegen dieselben Probleme mit der Struktur und den Vorgesetzten wie Sie? Tipp: Nehmen Sie sich nicht so wichtig - Ihre Vorgesetzten tun das auch nicht. Allerdings ist davon auszugehen, dass Ihre Vorgesetzten sich selbst wichtig nehmen. Doch erst dann, wenn Sie nichts mehr zu verlieren haben und innerlich frei sind, können Sie es sich leisten, Ihre Vorgesetzten ebenfalls nicht mehr wichtig zu nehmen. Ähnliches gilt für Anerkennung und Lob. Je höher Sie selber in der Hierarchie steigen, desto dünner wird die Luft und desto seltener die ehrliche Anerkennung anderer. Gehen Sie einfach davon aus, dass das Interesse Ihrer Vorgesetzten an Ihnen in erster Linie darin besteht, dass Sie für den Betrieb funktionieren. Nicht mehr und nicht weniger. Und wenn Ihnen bei Ihren eigenen Mitarbeitern dies nicht ausreicht, sondern Sie die Meinung vertreten, dass Ihnen auch deren Wohlergehen und die Arbeitsatmosphäre in welcher diese täglich tätig sind, ein Anliegen ist, dann bleibt das Ihr Problem. Übrigens auch, wenn alle Chefs die Sie jemals hatten, Idioten waren. Dann könnte es (mit) an Ihnen liegen. Wie die Frau, welche sich darüber beschwert, dass sie immer nur an Trinker und Schwätzer gerät. Bei mir war es übrigens umgekehrt, mein erster Chef und mein letzter Chef waren „schwierig" und auf ihre Weise sich ähnlich: Beide gaben mir das Gefühl, selbst ein Idiot und zu dumm zu sein. Das mag keiner. Selbst wenn es stimmen würde. Vor allem: Das bringt keinen weiter. Despektierliche Aussagen sollen nicht selten den Zweck erfüllen, von eigenen Inkompetenzen abzulenken.

Es empfiehlt sich also, sich über die Grundeinstellungen Ihrer Vorgesetzten zu Topics wie Arbeitsethik, Hierarchie und zum Betrieb im Besonderen schlau zu machen und dies wenn möglich vor dem Hintergrund der individuellen Persönlichkeit Ihres Vorgesetzten: Was motiviert diesen Vorgesetzten - nur wenn Sie dies wissen, können Sie nachvollziehen, warum Ihre eigenen Wünsche unberücksichtigt bleiben. Wenn ein Geschäftsführer lediglich gewinnmaximierend orientiert ist, können Sie ihm mit Patientenversorgung und Zufriedenheit von Mitarbeitern nur dann kommen, wenn es aus seiner Sicht gewinnversprechend oder verlustreduzierend ist.

Versuchen Sie den Hintergrund von Regeln und Anordnungen zu verstehen und vergleichen Sie diese mit den realen Arbeitsbedingungen. Wenn Gewaltlosigkeit gepredigt wird, und informelle Gewalt an der Tagesordnung ist, dann hat jemand Angst vor Auseinandersetzung. Und fraglich schlechte Erfahrungen damit gemacht.

Überlegen Sie, ob Ihr Gegenüber Sie und Ihre Handlungen verstehen kann oder aufgrund der eigenen Persönlichkeit ablehnen muss. Manchmal sieht man sich wiederholt mit Situationen konfrontiert, in welchen man sich komplett ohnmächtig fühlt. So waren meine wiederholten dringenden Bitten – beispielsweise um Einstellung und Schulung von Pflegepersonal für eine neu zu eröffnende Klinik oder der notwendige Umzug einer geschlossenen Akutstation in ein anderes Gebäude, um den eingesperrten Patienten zumindest die Möglichkeit zu geben in einem Innenhof oder Garten sich die Füße zu vertreten, auf taube Ohren gestoßen. Was mich dann insgesamt in 3 Jahren dazu bewog, zweimal mit Kündigung zu drohen und einmal meine Kündigung einzureichen, welche ich dann umgehend zurückzog, nachdem die - nicht für mich sondern für Dritte - gewünschten Veränderungen umgesetzt wurden. Man kann sich fragen, wie kommt ein Chefarzt dazu, mit solchen Mitteln zu kämpfen? Meine Antwort: Weil andere, nicht so nachhaltige Hinweise nicht ernst genommen wurden, und in allen Fällen ging es um die Versorgung von Patienten, nie um persönliche Ziele. Das Problem bleibt bestehen: Meine Gesprächspartner haben mich nicht verstanden. Und ich habe nicht verstanden, warum. Sicher trug zur Eskalation bei, dass die notwendigen Informationen bewusst oder unbewusst an den Geschäftsführer nicht entsprechend weitergegeben wurden. Bedeutsamer in diesem Zusammenhang ist die Bewertung der Handlung, nicht der Motivation.

Ihr Gegenüber bewertet die Handlung - hier: die Androhung einer Kündigung - aus seiner Perspektive. Und hält Sie gegebenenfalls für verrückt. Wenn einer meiner Patienten als letzten Ausweg aus einem Partnerkonflikt den Weg ins Kloster sähe, dann würde ich ihn zwar nicht für verrückt halten, hätte jedoch für diesen Schritt vielleicht nicht ausreichend Verständnis, da für mich selbst der Rückzug in ein Kloster keine Handlungsoption darstellt. Wenn ich mich selbst nicht so wichtig nehme und mich in der Position eines Chefarztes als jederzeit ersetzbar sehe, kann ich auch mit einer Kündigung gelassener umgehen. Das muss natürlich bei einem Vorgesetzten auf Unverständnis stoßen, wenn dieser sich selbst und seinen Posten als bedeutsam wahrnimmt, oder wenn eine Kündigung von demjenigen als Beleidigung aufgefasst wird, welcher einen auf den Chefarztposten berufen hat.

Resignation als ein bedeutsamer Aspekt von Burn-Out ist häufig Folge des Gefühls, dass es egal ist, ob man da ist (im Betrieb aber auch sonst wo) oder nicht. Nach dem Motto: Wenn ich schon keine Wertschätzung erhalte, dann muss ich auch nicht hier sein. Der Vorwurf, man wolle mit den Kündigungsandrohungen sich nur wichtigmachen, nur kokettieren, ist schlichtweg ein Zeichen von Ignoranz und Verdrängung der eigenen Versäumnisse. Als Parallele: Wenn jemand einen Suizidversuch ankündigt, kann dies aus Verzweiflung oder aus Berechnung erfolgen. Ihm einen Erpressungsversuch zu unterstellen, ohne sich näher mit ihm und seinen Beweggründen beschäftigt zu haben, ist verantwortungslos und ein Zeichen fehlenden Interesses daran, das Gegenüber verstehen zu wollen.

Nehmen Sie sich wichtig in Ihrer Wahrnehmung der für Sie nicht (mehr) stimmigen Umgebungsbedingungen, aber gehen Sie nicht automatisch davon aus, dass Ihr Vorgesetzter Interesse an Ihnen hat. Und gehen Sie nicht davon aus, dass der Vorgesetzte Ihres Vorgesetzten Interesse an Ihnen hat. Diese möchten häufig nur eins: Leistung. Und Ruhe. Keine Schwierigkeiten. Wenn Sie deshalb versuchen sollten, mit dem Vorgesetzten Ihres Vorgesetzten unter Umgehung Ihres Vorgesetzten in Kontakt zu treten, haben Sie schon verloren. Wenn Sie Ihren Vorgesetzten bei dessen Vorgesetztem schlecht machen oder auf Mängel hinweisen, haben Sie noch mal verloren. Denn der Vorgesetzte Ihres Vorgesetzten hat oft ihn zu Ihrem Vorgesetzten gemacht. Somit ist er seine Wahl. Wenn Sie diese Wahl kritisieren, kritisieren Sie gleichzeitig ihn. Vorgesetzte vertragen meist keine Kritik, insbesondere nicht Kritik von Mitarbeitern, welche in der Hierarchieleiter weiter unten stehen. Und insbesondere keine Kritik an ihrer Menschenkenntnis. Warum nicht? Weil jeder, welcher mit Personal und Einstellung von Personal zu tun hat, weiß, dass man verdammt schnell einen Fehler machen kann. Wir haben es mit Menschen zu tun. Und Menschen sind Chamäleons wenn es darum geht, etwas zu bekommen. Zum Beispiel einen Job.

In manchen Unternehmen herrscht eine Hierarchie, welche in der freien Wirtschaft so in diesem Ausmaß nicht mehr angetroffen wird. Extrem hierarchisch sind Kirche, Medizin und Jurisprudenz. Oft ist unklar, weshalb jemand eine bestimmte Position erhalten hat – ob durch ein entsprechendes Auswahlverfahren oder nur per Ordre de Mufti. Letzteres nennt man politiktheoretisch Autokratie, wie beispielsweise eine Diktatur. Das ist vielleicht gut zu wissen, es verbessert die Stimmung allerdings nicht unbedingt. Für den sich in diesem System befindlichen Betroffenen gilt es zu begreifen, dass es nicht darum geht wer recht hat, sondern wer die Macht hat, Unrecht als Recht zu deklarieren.

Zusammengefasst: Das Setting ist zum Teil selbst gewählt, die Interaktionspartner sind Teil der Umgebungs-bedingungen. Und zu Interakteuren gehören Sie und die oder der Partner. Es macht Sinn, sich in alle aus der Sicht des Betroffenen verantwortlichen Akteure hinein zu versetzen. Das bedeutet aber auch: Suchen Sie die Schuld für Ihre Situation nicht nur bei Ihren Umgebungsbedingungen, Ihren fordernden Vorgesetzten, sondern auch bei sich. Bevor man nun mit dem Jammern anfängt: Im Unterschied zu einer Diktatur stehen Sie nur während Ihrer Arbeitszeit - welche häufig tariflich geregelt ist - unter dem Einfluss von diktatorischen Strukturen. Wenn Sie außerhalb der Arbeitszeit Ihr Handy nach Geschäftsmails durchschauen sind Sie selber schuld. Nehmen Sie wahr, dass das Ende der Diktatur jeden Abend stattfindet. Und Sie jeden Morgen aus unterschiedlichen Gründen wieder in diesen Herrschaftsbereich eintreten.

Was machen Sie in der Zeit, in welcher eher demokratische Machtverhältnisse herrschen? Denken Sie darüber nach - und machen Sie sich nicht zum Sklaven.

The way out and my way out

V.L., männlich,

53 Jahre, geschieden, mit Partnerin zusammenle-
bend, 1 Tochter, 22 Jahre,
Beruf, aktuelle Tätigkeit: Betriebswirt, Abteilungsleiter bei einer Versicherung
Hobbys: *Zunächst Begriffsdefinition: "Ein Hobby
bzw. Freizeitbeschäftigung oder Steckenpferd, ist
eine Tätigkeit, die der Ausübende freiwillig und
regelmäßig betreibt, die dem eigenen Lustgewinn
oder der Entspannung dient und zum eigenen
Selbstbild beiträgt. Ein Hobby ist kein Beruf und
repräsentiert für den Ausübenden einen Teil seiner
Identität. Der Begriff Hobby hat eine leichte Nähe
zum Begriff Spiel. Als Hobby wird eine Tätigkeit
indes nur bezeichnet, wenn man für diese Tätigkeit
eine im Vergleich zu anderen Freizeitgestaltungen
besondere Vorliebe hat und sie regelmäßig aus-
übt)."Demnach fallen in die Kategorie "freiwillig
und regelmäßig und der Entspannung dienend":*

- *Fitnesstraining / Sportstudio - regelmäßig*
- *Lesen (vorwiegend Tageszeitungen und Repor-
  tagen), Romane, Historische Lektüre - regelmäßig*
- *Beschäftigung mit anthropologischen Themen
  - unregelmäßig, wenn sich die Gelegenheit
  bietet*
- *An unterschiedlichen Destinationen im Café
  sitzen und "Short Stories" schreiben*

Beschreiben Sie kurz Ihre persönliche berufliche und private Situation. Sind Sie damit zufrieden?

- *Mit der beruflichen Situation zu beginnen führt ggf. bereits zu ersten Hypothesen zum Autor bzw. zu seinem individuellen Umgang mit Belastung und Burn-Out. Damit zu beginnen ist aber für mich einfacher, weil es ggf. erste Erklärungen für die private Situation liefert.*

  Bereits nach der Ausbildung war ich mit der eingeschlagenen Berufswahl unzufrieden und bereute die mangelnde Qualifikation. Als Ausweg ergab sich mir nur ein Weg: entweder mehr und intensiver zu arbeiten oder auf dem "erreichten" Stand stehen zu bleiben. Und parallel zum Job in die Fortbildung und Weiterqualifizierung zu investieren. Viel hat sich an dieser beruflichen Bereitschaft seitdem nicht geändert, obwohl ich mittlerweile in diesem Beruf ca. 30 Jahre agiere. Nach wie vor kann ich nicht nachlassen und das Normalmaß (aus arbeitsvertraglicher Sicht) leisten, sondern es wird immer eine "Schippe" draufgelegt. Mit den Jahren ergibt sich jedoch eine gewisse Professionalität, so dass der berufliche Aufwand sich in Grenzen hält. Das was ich an Einsatz bereit bin zu geben, wird auch gegeben. Aber nicht mehr über Maßen. Die berufliche Auseinandersetzung in einem weitreichend stabilen Umfeld ist befriedend und herausfordernd, jedoch nicht (mehr) belastend. Früher eher kritische

Faktoren (Versetzung, anderer Arbeitsort...) lösen heute keine Sorgen mehr aus, eher halte ich einen Orts- und Stellenwechsel heutzutage für spannend, ggf. sogar erstrebenswert.

Stark verknüpft ist damit jedoch die private Situation: Im Alter zwischen 20 und ca. 45 hat eindeutig die berufliche Seite Priorität genossen, bzw. diese Priorisierung war (keine Entschuldigung) notwendig, um die private Situation in Griff zu bekommen. Bereits sehr frühzeitig (ggf. als Reaktion auf das empfundene Versagen der Eltern) habe ich Wohneigentum beschafft, obwohl hierfür keine wirklichen Reserven verfügbaren waren. Verbunden mit Heirat und Geburt des Kindes hat der Druck, berufliche Karriere zu machen, stark zugenommen. Und es hat funktioniert: Einsatz und parallele Qualifikation generierten ein tragfähiges Gehalt in einer stabilen Position. Die Familie wurde zwar nicht vernachlässigt (meine Interpretation), jedoch haben sich die Ehepartner keine beziehungsnotwendigen Auszeiten gegönnt. Prägend für das spätere Beziehungsende war aber der Umzug in eine Reihenhaussiedlung, die eine Enge und Abhängigkeit mit sich brachte, welche ich zunehmend als nicht mehr ertragbar einstufte. Die Ehe endete nach 23 Jahren, zwar in "Frieden", jedoch mit gebrochenen Herzen und dem Gefühl, vollständig gescheitert zu sein. Zu dieser Zeit ergaben sich - nicht dramatische - berufliche Veränderungen, welche in dieser Situation aber mehr als willkommen waren. Zwischenzeitlich scheint das emotionale Tief überwunden, hauptsächlich verantwortlich ist hierfür die nach wie vor gute Beziehung zur Tochter.

Was ist für Sie Burn-Out?

- *Nach meiner Kenntnis (etwas beruflich getriggert) wird "Burn-Out" im ICD-Katalog assoziiert mit "Probleme mit Bezug auf Schwierigkeiten bei der Lebensbewältigung". Sowohl im beruflichen wie auch im privaten Umfeld sind mir einige Mitmenschen bekannt, die angaben, an den Symptomen eines Burn-Outs zu leiden. Jedoch sind diese - für sich stehend - eigentlich noch kein wirkliche - krankheitsauslösende - Problematik, z.B. Ausgebrannt sein, Mangel an Entspannung oder Freizeit, soziale Rollenkonflikte, Stress, unzulängliche soziale Fähigkeiten, Zustand der Erschöpfung...*

  Ich vermute, dass in jeder Gesellschaft o.g. Problematiken mehr oder weniger jeden Menschen treffen können. Im Regelfall entwickelt der Mensch individuelle, sehr persönliche Gegenmaßnahmen. Kommen aber mehrere Probleme zusammen oder ist die eine oder sind mehrere Gegenmaßnahmen nicht effizient genug, verdichten sich die Probleme und die "Problemsumme" löst ein Gefühl aus, ohnmächtig der aktuel-

len Situation gegenüberzustehen. Einzelne, o.g. Probleme sind mir auch nicht wirklich fremd, nur konnte ich bislang meine Gegenmaßnahmenpakete immer so schnüren, dass ich den Horizont klar vor Augen hatte. Vermutlich hängt die Eskalation damit zusammen, wie wenig autark eine betroffene Person die relevanten - persönlich wichtigen - Rahmenbedingungen für das Meistern des Alltages manipulieren oder beeinflussen kann.

Ist Burn-Out ein typisch deutsches Phänomen?

- *Sicherlich gibt es einen Zusammenhang mit diversen Faktoren. Um die Frage "deutsches Problem" vernünftig zu beantworten, habe ich mich an einer Matrix orientiert: Ergebnis: kein typisch deutsches Phänomen, aber typisch deutsche Wirksamkeit.*

Wer ist Ihrer Meinung nach eher gefährdet, ein Burn-Out zu entwickeln, Männer oder Frauen, oder kann man das nicht so sagen?

- *Frauen kommunizieren spezifische Probleme eher, Männer erst dann, wenn die Probleme manifestiert sind. Denkbar ist auch, dass die als "Management-Krankheit" bezeichnete Problemlage auch als "schick" und "als Zeichen umfassender Bereitschaft alles zu geben" in der relevanten Gesellschaft gut ankommt. Ein Arbeitsloser mit Burn-Out erntet beim Outing eher Hohn und Spott, dagegen treffen die Kostümträgerinnen und Kravattenträger eher auf respektvolles Tuscheln. Prävalenz also*

bei beiden Geschlechtern, der Umgang ist
dann wieder geschlechtsspezifisch differen-
ziert.

U.X., männlich,

42 Jahre, verheiratet, keine Kinder.
Beruf, aktuelle Tätigkeit: Jurist, aktuelle Tätigkeit
Referatsleiter am Ministerium.
Hobbys: Inlineskaten, Fahrradfahren, Gärtnern,
Lesen, Wandern.
Beschreiben Sie kurz Ihre persönliche berufliche
und private Situation. Sind Sie damit zufrieden?

- *Ich bin seit nunmehr knapp 13 Jahren am*
  Ministerium. Als Jurist war ich in dieser
  Zeit klassischerweise auf mehreren Stellen.
  Durch den glücklichen Umstand, das Mi-
  nisterbüro der letzten Sozialministerin ge-
  leitet zu haben, bin ich 2011 vergleichswei-
  se jung Referatsleiter geworden und leite
  seitdem das Referat Psychiatrie und Sucht.
  Ich bin mit meiner beruflichen Situation
  hier zufrieden. Nach erstmals vier Jahren
  auf ein und derselben Stelle kommt natür-
  lich so ganz leise langsam die Frage auf,
  wie es weitergehen könnte. Aktuell habe ich
  aber noch keinen Grund, aktiv eine Verän-
  derung zu suchen, nachdem meine Stelle im
  Vergleich zu anderen hier im Hause span-
  nend ist und die aktuellen Projekte dies
  auch sind. Privat bin ich unverheiratet und
  habe keine Kinder, aktuell Single. Ich bin

*familiär und mit Freunden sehr gut einge-
bunden. Daher ist eine Veränderung dieses
Status gerne denkbar, aber nicht zwingend
notwendig. Ich bin mit dem Status Quo zufrieden.*

Was ist für Sie Burn-Out?

- *Eigentlich eine Depression: Verlust der
  Lebensfreude, der Lebensqualität und im
  Extremfall auch des Lebenswillens. Wenn
  es nicht nur eine konkret anlassbezogene,
  temporäre Befindlichkeitsstörung ist, dann
  ist ein Burn-Out für mich damit auch eine
  psychische Erkrankung.*

Ist Burn-Out ein typisch deutsches Phänomen?

- *Nein. Eher die Beschäftigung damit ist
  deutsch.*

Wer ist Ihrer Meinung nach eher gefährdet, ein
Burn-Out zu entwickeln, Männer oder Frauen, oder
kann man das nicht so sagen?

- *Das kann man aus meiner Sicht so nicht
  sagen. Männer tun sich mit dem Etikett
  „Burn-Out" sicherlich leichter als mit der
  Diagnose einer Depression, denn er ist
  besser mit dem „männlichen" Anspruch
  vereinbar, viel geleistet zu haben.*

*"Your time is limited, so don't waste it living some-
one else's life. Don't be trapped by dogma — which
is living with the results of other people's thinking.
Don't let the noise of others' opinions drown out
your own inner voice. And most important, have the
courage to follow your heart and intuition. They*

somehow already know what you truly want to become. Everything else is secondary."
Steve Jobs, Stanford University Commencement Speech, 12th June 2005

Dieses Buch soll, wie mehrfach betont, kein Ratgeber sein, deshalb werden mögliche Lösungswege hier nur kurz erwähnt. Im Kapitel „The way out and my way out" soll zwar auch beschrieben werden, welche Wege aus der Burn-Out-Falle führen können und welchen dieser Wege ich persönlich gewählt habe. Dahinterstehen aber grundsätzliche Fragen wie:

- Welche kurz- und mittelfristigen Hilfen stehen zur Verfügung?
- Was treibt mich an?
- Wohin möchte ich mich mittel- und langfristig entwickeln?

In erster Linie soll es darum gehen, sich selbst zu relativieren und sich gleichzeitig ernst zu nehmen. Nur wer sich selbst ernst nimmt, kann über sich lachen. Dies erfordert allerdings auch einen gewissen gelassenen, einen gewissen lässigen Umgang mit sich selbst - oder versuchen Sie mal verbissen zu lachen. Wichtige Schritte dorthin sind:

Selbstwahrnehmung,
- welche kritisch und tolerant sein sollte: Kritisch eigene Anteile betrachten, welche geändert werden können, Toleranz zeigen gegenüber schwer beeinflussbaren Schwächen. Dies sollte einhergehen mit

Selbstachtsamkeit.

- Dieses Wissen darüber, wann und in welchen Situationen wir gelassen bleiben und in welchen wir gestresst sind, lässt uns unangenehme Situationen weniger ausgeliefert durchstehen. Das Wissen um uns führt zur

Selbstakzeptanz,

- welche die eigenen positiven und die negativen Seiten als integrale Anteile der Persönlichkeit annimmt. Aus der Akzeptanz folgt die

Selbstachtung,

- welche Schutz davor bieten sollte, sich durch Dritte erniedrigend behandeln lassen zu müssen. Schließlich die

Selbstgelassenheit,

- welche in einer wohlwollenden Wechselwirkung mit der Selbstwahrnehmung steht.

Womit sich der Kreis schließt. Das bedeutet, es ist nicht nur ein Weg mit einem Ziel, sondern der Weg, welcher zirkulär vorzustellen ist, ist selbst das Ziel.

Bevor wir uns den Fragen zuwenden, welche uns bei der mittel- und langfristigen Planung helfen, bleibt zu überlegen, was Sie tun können, um sich nicht immer in für Sie unangenehme Situationen zu bringen? Beziehungsweise – da sich diese Situationen oft nicht vermeiden lassen: Wie erkennen Sie nicht erst nach Tagen, wenn Ihnen etwas nicht gut getan hat? Wie werden Sie selbst-achtsamer im Hier und Jetzt?

Spannungsregulation und Achtsamkeitsförderung

Eine der Kernkompetenzen ist die so genannte Spannungsregulation. Eine zweite die Achtsamkeitsförderung, beide können als zentrale psychotherapeutische Kompetenzen bezeichnet werden. Spannungsregulation bedeutet, dass zum einen Anspannung, insbesondere muskuläre Anspannung, überhaupt wahrgenommen wird. Häufig ist es der Physiotherapeut oder die Physiotherapeutin welche darauf aufmerksam macht, dass man beispielsweise im Nacken und am Rücken verspannt ist. Erst bei starken Anspannungszuständen werden Schmerzen wahrgenommen und führen ihrerseits entweder zur Einnahme von Schmerzmedikamenten oder über den Arzt zum Physiotherapeuten. Somit kommt der Ent-Spannung eine bedeutende Rolle zu. Die Fähigkeit zur aktiven Entspannung ist vielen abhandengekommen oder sie nutzen sie nicht mehr in ausreichendem Maße. Ziel der Entspannung ist eine Herabsetzung des Tonus der Skelettmuskulatur als auch eine Erhöhung der Hautdurchblutung, und schließlich über eine ruhigere und langsamere Atmung auch eine psychische Entspannung. Die einfachste diesbezügliche Übung ist es, regelmäßiger ein und auszuatmen, mit verlängerter Ausatmung. Eine Übung die in vielen östlichen und westlichen Entspannungsverfahren gelehrt wird. Um auf diese auch in Stresssituationen zurückgreifen zu können, ist es notwendig, ent-spannende Atmung unter stressarmen Bedingungen zu üben. Um dann auf sie mehr oder weniger automatisiert zurückgreifen zu können, wenn sich Spannung aufbaut. Wie bei Kindern, welche ganz entspannt im Hier und Jetzt überall Schlaf finden können, sollte es auch gestressten Menschen mit ein wenig regelmäßiger Übung gelingen, sich ebenfalls überall durch entsprechende langsame positive Ausatmung selbst zu beruhigen.

In engem Zusammenhang mit Entspannung und der Wahrnehmung von Anspannung finden sich alle Übungen, welche dazu dienen können, mehr selbstachtsam zu sein. Besser wahrzunehmen, wenn man sich aufgrund einer subjektiv als negativen Stressor wahrgenommenen Umweltbedingung oder eines hiervon unabhängigen inneren Erregungszustandes angespannt und unruhig fühlt.

Hierzu ist es nicht notwendig, jahrelang Yogaübungen durchzuführen, trotzdem beinhalten viele moderne Entspannungsverfahren Anleihen aus dem Zen, dem Sufismus, tradierten indischen Einflüssen und Konzepten. Unter Achtsamkeit (Mindfulness) wird zum einen die Aufmerksamkeit und Bewusstheit von momentanen Vorgängen und Erfahrungen verstanden, zum anderen auch eine gewisse Gelassenheit und ein distanziertes Wahrnehmen von dem, was mit einem und um einen herum geschieht - dies geht auf die buddhistischen Wurzeln zurück, findet sich aber auch in den kontemplativen Techniken abendländischer Religionen. Das Thema Achtsamkeit wurde in den 1980 er Jahren über John Kabat-Zinn aus den USA nach Europa importiert. Hierbei verlor es die auf den Zen-Buddhismus zurückgehende religiöse Konnotation und wurde als

weltliches Verfahren in vielen westlichen Psychotherapie Methoden der dritten Generation (Akzeptanz und Committment Therapie, dialektisch-
behaviorale Therapie, mindfulness based cognitive
therapy (MBCT)) integriert.

Zusammengefasst könnte man auch sagen: es geht
um die Bewusstmachung des Augenblicks, etwas
was beispielsweise durch Multitasking massiv un-
terdrückt wird. Das wenn möglich wohlwollende
Beobachten dessen, was um uns herum genau in
diesem Moment passiert, ist nichts anderes als die
bewusste Wahrnehmung des Atmens auf die Wahrnehmung des Lebens per se auszudehnen: das
Räuspern des Gegenübers, die gefühlte Stimmung
im Raum, auch wenn geschwiegen wird, der Kaffee
aus dem Automat.

Der nächste Schritt, welcher parallel zu den hier
genannten Entspannungs- und Achtsamkeitsübungen Beachtung finden sollte, besteht darin, sich
Gedanken über die eigene Motivationsstruktur zu
machen. Und zwar nicht nur im Sinne, was akti-
viert, was antörnt, sondern was im Hintergrund
dieser eher oberflächlichen Motivatoren Ihnen Ge-
nugtuung vermittelt. In Ihnen das Gefühl von Zufriedenheit, vielleicht sogar von Glück auszulösen
vermag?

Zur Relativierung der eigenen, vielleicht als mise-
rabel und ausweglos empfundenen Situation ein
virtuelles Szenario um seine eigenen Probleme in
einem neuen Bezugsrahmen zu sehen (sogenanntes
Re-Framing):

Flüchtlingsszenario

Sie denken dass Ihre Arbeit sehr wichtig ist, dass sie den Mittelpunkt Ihres Lebens darstellt, und dass Sie keine Alternativen haben? Nehmen wir das Beispiel-Sie sind Physiker und arbeiten in einem Unternehmen für Lasertechnik. Nun müssen Sie das Land verlassen - mit oder ohne Familie, jedenfalls müssen Sie raus. Kriegerische Auseinandersetzungen, Minderheitenunterdrückung etc., der Grund ist nebensächlich. Sie sind allerdings „nur Physiker" - also weder ein Ex-Diktator, welcher überall auf der Welt ein nettes Plätzchen findet bei alten Freunden noch ein Wernher von Braun, welcher trotz seiner politischen Vergangenheit mit Handkuss in jedem anderen Land genommen wird. Da Sie typischerweise in ein Land fliehen, welches zumindest den gleichen ökonomischen Status hat wie Deutschland, wird einfach postuliert, dass es dort entweder genug Physiker gibt, die sich mit dieser Aufgabe beschäftigen, oder Sie aus anderen Gründen keine Möglichkeiten haben, als Physiker zu arbeiten. Was machen Sie dann - was können Sie denn sonst noch? Haben Sie irgendetwas „Sinnvolles" gelernt? Nichts, werden Sie sagen, bisher hat es ja gut gereicht, mir und meiner Familie den Lebensstandard auf einem für mich stimmigen Niveau zu halten. Das ist aber in der neuen Situation komplett irrelevant. Wenn Sie nun nicht wissen, mit welcher Tätigkeit Sie jetzt rasch den Lebensunterhalt sichern können, dann überlegen Sie zumindest, was Sie definitiv nicht können. Beispielsweise Umgang mit Menschen, Smalltalk, etwas verkaufen. Vermeiden Sie auf einem Gebiet aktiv zu werden, von welchem Sie von vornherein wissen, dass das noch nie Ihr Ding war.

Wenn Sie glauben die Gabe zu haben, Menschen komplizierte Sachverhalte in einfachen Worten erklären zu können – fein. Versuchen Sie in der Erwachsenenbildung unterzukommen. Vorausgesetzt, Sie können die Landessprache. Wenn Sie denken, mit Kunden umgehen zu können - verkaufen Sie auf dem Markt Produkte der Bauern aus der Umgebung.

Sie haben vielleicht Glück und haben arbeitsfähige Kinder und eine Frau, vielleicht können die bei Einheimischen Arbeit finden. Wie die zahlreichen anderen Flüchtlinge auch, welche mit Ihnen die Heimat verlassen haben.

Merken Sie bei intensiver Beschäftigung mit diesem Szenario, wie klein Ihre Sorgen hier zu Hause auf einmal bezüglich Ihres Jobs und des Mobbings, welches Sie am Arbeitsplatz erfahren, plötzlich werden?

Halten Sie an diesem Punkt inne - Versuchen Sie wahrzunehmen: Ganz so schlimm ist Ihre Situation überhaupt nicht. Sie könnte deutlich schlimmer sein. Sie sind (einigermaßen) gesund, Sie leben in einer Demokratie. Sie haben Kinder. Sie haben eine Partnerin oder einen Partner. Sie haben keine unlösbaren finanziellen Probleme. Sie beherrschen die Sprache Ihres Heimatlandes fließend, Sie kennen die Sitten und Gebräuche. Wenn Sie jetzt Ihren Job verlieren, können Sie vielleicht nicht mehr die Raten für das Haus begleichen. Dann müssten Sie vielleicht mit Verlust verkaufen. (Unzutreffendes streichen).

Aber was ist der Verlust eines Hauses neben dem Verlust von Familienmitgliedern, dem Verlust der Heimat, der Existenz, des Lebens. Auf der Flucht kommt man nämlich auch mal um.

Sie mögen nun vielleicht erwidern, dass Sie an solchen Extrembeispielen kein Interesse haben und solche Szenarien für Sie irrelevant sind, reine hypothetische Konstrukte. Ihr Problem sei, keine Zeit zu haben. Oder keine Aufstiegsmöglichkeiten etc.

Gut.

Jedem das seine.

Aber leider haben Sie dann die Intention dieses Buches für Menschen, welche unter Burn-Out für Fortgeschrittene leiden, nicht verstanden.

Wie gesagt, es geht darum sich und seine Situation ernst, aber nicht zu ernst zu nehmen.

Das Flüchtlingsszenario eröffnet nun die Perspektive auf einen bisher vernachlässigten Aspekt unserer Wahrnehmung, welcher schon im Kapitel „Auf der Couch" zur Sprache kam: Dankbarkeit.

Reflektion, Ein-Blick und Aus-Blick

Neben der Selbstreflektion und des Antizipierens der Endlichkeit unseres Daseins, des Memento Mori, möchte ich auf einen Aspekt eingehen, welcher uns helfen kann, dem grauen Blick auf die aktuellen Lebensbedingungen zumindest ansatzweise den depressiven Grauschleier zu nehmen. Es geht um die Wahrnehmung des selbstverständlich Gewordenen, des Alltäglichen. Des Gebrauchs von „ich darf" statt „ich muss")

Wie Sie bemerken, sind wir hier nicht mehr bei der Klärung und Lösung konkreter Probleme in Ihrem Lebensumfeld. Es geht um die Wahrnehmung Ihres Anteils an der Situation, in welcher Sie sich momentan befinden und die für Sie nur noch schwer erträglich ist. Wenn eine Situation nicht grundsätzlich geändert werden kann, beispielsweise weil Sie keinen Einfluss auf wesentliche Parameter wie Persönlichkeit des Vorgesetzten, zeitliche und personelle Ressourcen, gestalterische Freiräume und so weiter haben. Können Sie sich entweder ein neues Umfeld suchen – was oft mit Brüchen, also Kündigung, Scheidung etc. verbunden ist. Oder Sie lernen, mit den bis dato schwierig zu ertragenden Bedingungen zu leben. Das ist weniger radikal, aber dennoch oft verbunden mit einer Neuorientierung oder Besinnung auf alte Werte. Die Frage ist, schaffen Sie es, Ihre innere Einstellung zu ändern, Fähigkeiten zu entwickeln, welche Ihre Wahrnehmung Ihrer Lebensbedingungen nachhaltig beeinflussen könnten. Einen Aspekt, welcher im Interview schon zur Sprache gekommen ist, möchte ich nochmals herausgreifen.

Dankbarkeit.

Mit Dankbarkeit geht Zufriedenheit und Bescheidenheit einher. Nicht jeder wird sich sofort damit identifizieren. Trotzdem ist im Hinterkopf zu behalten: Seien Sie offen, entwickeln Sie im Stressfall neue Überlebensstrategien und fragen Sie sich, was die jeweilige Situation Sie lehren will. Dankbarkeit macht zufriedener und fördert die innere Gelassenheit. Geben kann mehr Freude bringen, als immer nur zu fordern und zu nehmen.

Das systematische Studium der Dankbarkeit begann innerhalb der Psychologie erst um das Jahr 2000, vielleicht, weil sich die Psychologie traditionell eher mit dem Verständnis negativer, als mit positiver Emotionen befasst. Heute befindet sich das Thema Dankbarkeit im Mainstream psychologischer Forschung. Wie erwähnt ist bekannt, dass Spiritualität die Fähigkeit zur Dankbarkeit erhöhen kann; daher zeigen so genannte religiöse Menschen wahrscheinlich in all ihren Lebenssituationen größere Dankbarkeit, das Topic ist wesentlich in allen großen Religionen. Doch dankbar kann man nicht nur einem Schöpfer gegenüber sein, auch der Umstand, eine bestimmte Schulbildung genossen zu haben, in Frieden und finanziell gesicherten Verhältnissen groß geworden zu sein, in einer Gegend zu leben, welche zumindest bisher von nachhaltigen Umweltzerstörungen verschont geblieben ist, all das kann das Gefühl von Dankbarkeit entstehen lassen und dadurch das allgemeine Wohlbefinden steigern. Studien zeigen, dass Menschen, die dankbarer sind, sich subjektiv besser fühlen. Dankbare Menschen scheinen glücklicher, weniger depressiv, weniger unter Stress und insgesamt zufriedener mit ihrem Leben und ihren sozialen Beziehungen. Das bei Burn-Out häufige Gefühl der Fremdbestimmung ist bei bewusst dankbaren Menschen weniger stark ausgeprägt, sie haben ihre Umgebung und ihr Selbstwertgefühl besser unter Kontrolle. Dankbare Menschen bitten andere Menschen wahrscheinlicher um Unterstützung und haben auch weniger negative Bewältigungsstrategien, versuchen weniger leicht, das Problem zu vermeiden. Auch scheinen sie die Schuld weniger oft bei sich selbst zu suchen, sie leiden seltener unter der Neigung zum Grübeln. Zusammengefasst hat eine dankbare Grundeinstellung eine positive Wirkung auf Wahrnehmung von Stress und Umgang mit entsprechenden Risikofaktoren. Schon die abendliche Rekapitulation von positiven Ereignissen des Tages hat eine stimmungsverbessernde Wirkung.

Eine einfache Übung ist das Aufschreiben von 3 Dingen, für welche man an diesem Tag dankbar gewesen ist. Diese Notiz sollte am nächsten Morgen nochmals gelesen werden, um den neuen Tag entsprechend positiv gestimmt zu beginnen. Insgesamt unterstützen Studien die Beobachtung, dass dankbarere Menschen mit dem Wechsel in einen neuen Lebensabschnitt besser zurechtzukommen.

Vielleicht fragen Sie sich an dieser Stelle, warum und für was Sie eigentlich dankbar sein sollen, Sie haben sich doch alles selbst erarbeitet. Deshalb soll hier nochmals der Naikan-Ansatz ins Spiel gebracht werden.

Naikan (Innen-Sicht) beruht auf der Idee, dass Menschen für ihre Persönlichkeit und ihre Sicht der Welt selbst Verantwortung tragen, und damit auch für viele ihrer Blockaden und Konflikte. Naikan soll zu einer Uminterpretation der eigenen Vergangenheit, der Interaktion mit anderen Menschen und der eigenen Persönlichkeit führen.

Die Fragen, die Sie sich im Kontext der Naikan-Perspektive stellen sollten:

1. Was hat ein (mir nahestehender) Mensch für mich im Zeitraum der letzten 5 Jahre getan?
2. Was habe ich für ihn in diesem Zeitraum getan?
3. Welche Schwierigkeiten habe ich ihm in diesem Zeitraum bereitet?

Dabei geht es in der ersten Frage um das Miteinander im Tun mit der entsprechenden Bezugsperson. Hier tritt eine erste Beschämung auf: Ich habe für sie nichts oder wenig gemacht ...

Die zweite und dritte Frage behandeln die soziale Verantwortung: Hierbei soll gelernt werden, sich selbst von außen zu sehen und diese Sichtweise auch auf andere Menschen zu beziehen. So soll es dem Praktizierenden möglich sein, sich besser in andere Menschen hineinzuversetzen. Eine Stärkung der sozialen Kompetenz ist die Folge.

Lassen Sie uns im nächsten Schritt eine Einteilung vornehmen: Wo stehe ich und was ist mir mehr und was weniger wichtig. Behalten Sie die aufgeführten

Stichworte im Kopf und bringen Sie sie in eine Reihenfolge:

Prioritäten setzen

Wer ist Ihnen wichtig:
Beziehungspartner – Kind(er) – Familie – Freunde – Vorgesetzte – Nachbarn – Sie selbst?

Was ist Ihnen wichtig:
Job – Familie – Wohnort – Freunde – Paarbeziehung – Status – Hobbies…?

Wessen Meinung ist Ihnen wichtig, die:
des Partners – des Vorgesetzten – der Kinder – der Eltern – der Freunde – der Nachbarn – der (ehem.) Lehrer…?

Für wen machen Sie das, was Sie gerade tun: Für sich selbst – für den Partner – für die Familie – für die Kinder – für die Eltern – für den Vorgesetzten…?

Wem wollen Sie damit gefallen, damit imponieren, wen wollen Sie damit (endlich) zufrieden stellen…?

Setzen Sie also Prioritäten. Sie werden sehen, alles gibt es nicht, alle zufriedenstellen funktioniert ebenfalls nicht.

Vor diesem Hintergrund macht es nun Sinn, über den eigenen aktuellen Tellerrand, über den Zeitraum von 2-3 Monaten hinauszublicken. Sie können sich zum einen überlegen, was muss kurzfristig geändert werden, damit es mir bessergeht. Zum anderen, was ist längerfristig der Weg aus der Burn-Out-Falle.

Erwarten Sie keine Rezepte von mir. Ich kann Ihnen zwar beschreiben, was ich gemacht habe, aber Ihr eigenes Menü müssen Sie sich selbst zusammenstellen.

Lassen Sie uns mit den längerfristigen Überlegungen beginnen, im Kapitel: „Protagonist" wurde schon darauf eingegangen. Nach der abgeschlossenen Bestandsaufnahme und Bilanzierung – Stichwort: Wo stehe ich momentan, und was ist momentan definitiv nicht gut - geht es darum, unter Berücksichtigung Ihrer Persönlichkeit und Ihrer individuellen Rahmenbedingungen sich in die Richtung Ihrer Wunschvorstellung zu entwickeln bzw. diese Wunschvorstellungen so zu modifizieren, dass diese entweder dadurch schon hinfällig werden oder durch andere, einfacher zu erreichende Ziele ersetzt werden können. Beispiel: Wenn es immer Ihr Ziel gewesen ist, Hausbesitzer zu werden, und Sie irgendwann in einem Haus zur Miete wohnen, welches einem Vermieter gehört, welcher Ihnen alle Freiheiten einräumt, wie wenn Sie Eigentümer wären, wird der Wunsch nach einem Eigenheim vielleicht hinfällig. Oder ein Ziel – Direktor, Vorarbeiter etc. zu werden - wird hinfällig, weil Ihnen über die Jahre die Nachteile einer solchen Position klar geworden sind, oder sich die Prioritäten geändert haben.

Thematisieren Sie Ihre Lebenszielmaximen: Was motiviert Sie am stärksten, in der Vergangenheit, heute, fraglich morgen?

Thematisieren Sie Ihre Lebensängste – Themen - was macht Ihnen momentan und wahrscheinlich in Zukunft die größte Angst beziehungsweise hat Ihnen in der Vergangenheit Angst gemacht (häufig verknüpft mit dem Verlust der Lebensziel-Maximen beispielsweise berufliche, intellektuelle, finanzielle Unabhängigkeit etc.):

Reflektieren Sie diese Ängste zumindest ansatzweise bezüglich der Probleme am Arbeitsplatz: Ist beispielsweise Ihr übermäßiger Einsatz der Angst vor Verlust des Arbeitsplatzes oder Verlust von Anerkennung geschuldet?

Nun wird es etwas schwieriger, wir kommen zum Eingemachten – der Bestandsaufnahme der Lebensmaximen, also Ihren Lebensgrundeinstellungen, Ihren säkularen und nicht säkularen Glaubensgrundsätzen. Sind Lebensumstände aus Ihrer Sicht:

- Schicksal im Sinne von Zufall, also nicht beeinflussbar?
- durch das jetzige Leben begründbar, also Folge bestimmter Entwicklungen, welche ggf. fremd- oder ggf. selbstbestimmt sind?
- durch frühere Leben begründbar (Karma Gedanke)?
- Wille Gottes oder einer höheren Macht?

- eine Kombination von verschiedenen Einflussgrößen?

Davon hängt nämlich ab, ob und in welchem Umfang Sie nun Ihr Leben (wieder) in die eigene Hand nehmen. Damit man nicht immer gezwungen ist, aus der Situation der Gegenwart sich in die Zukunft hineinzuversetzen, ist die Perspektive von der anderen Seite in diesem Kontext auch ganz spannend: Unter dem Titel - „5 Dinge, die Sterbende am meisten bereuen: Einsichten, die Ihr Leben verändern werden", hat die Australierin Bronnie Ware 2012 ein Buch veröffentlicht. Hier verarbeitet sie ihre eigenen Erfahrungen mit der Pflege von Sterbenden. Sie lässt Menschen ihre Geschichten erzählen, die auf ihr Leben zurückblicken. Und dabei über die Dinge sprechen, die sie bereuen. Und das sind überraschender Weise nicht die großen Dinge. Was zählt also am Ende wirklich? Diese Rückblicke sollen Mut machen, auf die innere Stimme zu hören, individuelle Wege zu gehen und das Leben zu genießen. Und zwar zeitnah. So zitiert sie Steve Jobs, den Gründer von Apple, Migrant der zweiten Generation, sein Vater war aus Syrien in die USA ausgewandert, mit einem Satz den dieser als 17-Jähriger gelesen hatte: „Lebt man jeden Tag, als würde es der letzte sein, wird irgendwann der Tag kommen, an dem es wirklich so ist". 33 Jahre später erklärte er seinen Zuhörern, dass er es sich zur Gewohnheit gemacht habe, sich morgens vor dem Spiegel zu fragen: „Wenn dieser Tag wirklich sein letzter wäre, würde er dann auch das tun, was er vorhatte? Würde er diesen letzten Tag mit den Aufgaben füllen wollen, die vor ihm lagen?"

Es liegt auf der Hand, dass die meisten Menschen – mal abgesehen von manchen Urlaubstagen – meist jeden Tag mit Dingen und Menschen beschäftigt sind, welche man eher unter der Rubrik „Pflicht" subsummieren muss und nicht als „Kür" bezeichnen darf. Aber es kommt auf das Verhältnis zwischen Pflicht und Kür an, manchmal bemerkt man erst, wenn man darüber nachdenkt, dass die tägliche Arbeit (z. B. als Chefarzt) den Kür-Anteil komplett verloren hat. Spätestens dann sollten Sie etwas ändern. Steve Jobs, welcher sich zum damaligen Zeitpunkt einer potentiell tödlichen Krebsdiagnose ausgesetzt sah, meinte weiter, dass alle Erwartungen, welche er zuvor mit seinem Dasein verbunden hatte, jeglicher Stolz, die Furcht vor Peinlichkeiten oder begangenen Fehlern, bei der Konfrontation mit dem Tod von ihm abgefallen seien. Zurück seien jene Dinge geblieben, die wirklich wichtig waren, beziehungsweise die, deren Bedeutung er nun klar erkennen konnte. Die Autorin kommt, Jobs zitierend, zu dem Schluss: „Unsere Lebenszeit ist begrenzt, verschwenden wir sie also nicht damit, das Leben eines anderen oder ein Leben allein für andere zu führen." (Ware 2013: 1ff).

Folgende Versäumnisse wurden nun von den Betragten der Autorin genannt:

Versäumnis Nr. 1: Ich wünschte, ich hätte den Mut gehabt, mir selbst treu zu bleiben, statt so zu leben, wie es andere von mir erwarteten.

Versäumnis Nr. 2: Ich wünschte, ich hätte nicht so viel gearbeitet.

Versäumnis Nr. 3: Ich wünschte, ich hätte den Mut gehabt, meinen Gefühlen Ausdruck zu verleihen.

Versäumnis Nr. 4: Ich wünschte, ich hätte den Kontakt zu meinen Kindern gehalten.

Versäumnis Nr. 5: Ich wünschte, ich hätte mir mehr Freude gegönnt.

Betrachten Sie Ihr Leben am heutigen Tag. Wenn Sie genauso weitermachen wie momentan - wie viele der genannten Versäumnisse müssten auch für Sie gelten? Warten Sie damit nicht zu lange.

Denn das Tragische ist - im Angesicht des Todes können Sie nicht behaupten, dass Sie leider erst jetzt dazukommen, Sie sich diese Fragen zu stellen.

Vielleicht sollten Sie sich häufiger - wie gerne in Ratgebern über Glück und Zufriedenheit empfohlen - sich mit der Sinnfrage auseinandersetzen.

Was ist damit gemeint, Sinnfrage?

Die Frage nach dem Sinn des Lebens allgemein beziehungsweise des eigenen Lebens, die Frage nach den eigenen Idealen - was treibt mich an, für was oder wen kämpfe ich, für was engagiere ich mich, für was „opfere" ich meine mir zur Verfügung stehende Zeit?

Was erwarte ich, was das Leben mir bietet, was habe ich verdient, habe ich etwas verdient oder muss ich mir alles selbst erkämpfen? Ist nur das gut, was einen hohen Preis - zeitlich - ethisch - finanziell hat?

Stellen Sie sich die Frage, was Sie mit 80 Jahren - so Sie da noch leben (was eher unwahrscheinlich ist, wenn Sie so weiter machen) - bereuen würden?

Oder was Sie bereuen würden, nicht gemacht zu haben?

Wie würde Ihre Bilanz aussehen?

Hier böte sich das Gedicht des mit fast 87 Jahren verstorbenen argentinischen Schriftstellers Jorge Luis Borges an, welcher „nebenbei" bemerkt, mit 50 Jahren erblindete (1899-1986):

Instantes

Si pudiera vivir nuevamente mi vida,
en la próxima, trataría de cometer mas errores.

No intentaría ser tan perfecto,
me relajaría mas.

Sería mas tonto de lo que he sido,
de hecho tomaría muy pocas cosas con seriedad.

Sería menos higiénico,
correría mas riesgos,
haría mas viajes,
contemplaría mas atardeceres,
subiría mas montañas,
nadaría mas ríos.

Iría a mas lugares donde nunca he ido, comería
mas helados y menos habas.

Tendría mas problemas reales y menos imaginari-
os.
Yo fui una de esas personas
que vivió sensata y prolíficamente cada minuto de
su vida.
Claro que tuve momentos de alegría,
pero si pudiese volver atrás,
trataría de tener solamente buenos momentos.

Por si no lo saben,
de eso está hecha la vida,
solo de momento,.
no te pierdas el ahora.

Yo era uno de esos que nunca iba a ninguna parte,
sin un termómetro, una bolsa de agua caliente, un
paraguas y un paracaídas.
Si pudiese volver a vivir, viajaría mas liviano.
Si pudiera volver a vivir,
comenzaría a andar descalzo a principios de la
primavera
y seguirá así hasta concluir el otoño.
Daría mas vueltas en calesita,
contemplaría mas amaneceres y jugaría con niños.
Si tuviera otra vez la vida por delante.

Pero ya ven, tengo 85 años
y sé que me estoy muriendo.

Augenblicke

Wenn ich mein Leben noch einmal leben könnte,
im nächsten Leben würde ich versuchen, mehr Feh-
ler zu machen.

Ich würde nicht so perfekt sein wollen,
ich würde mich mehr entspannen.

Ich wäre ein bisschen verrückter, als ich es gewe-
sen bin,
ich würde viel weniger Dinge so ernst nehmen.

Ich würde nicht so gesund leben.
Ich würde mehr riskieren,
würde mehr reisen,
Sonnenuntergänge betrachten,
mehr Bergsteigen,
mehr in Flüssen schwimmen.

Ich würde an mehr Orte reisen, an welchen ich
noch nie gewesen bin,
würde mehr Eis essen und weniger Bohnen.
Würde mich mehr realen als eingebildeten Proble-
men zuwenden.
Ich war einer dieser klugen Menschen,
die jede Minute ihres Lebens fruchtbar verbrach-
ten.
Freilich hatte ich auch Momente der Freude,
aber wenn ich noch einmal anfangen könnte,
würde ich versuchen, nur mehr gute Augenblicke zu
haben.

Falls du es noch nicht weißt,
aus diesen besteht nämlich das Leben;
nur aus Augenblicken;
vergiss nicht den jetzigen.

Ich war einer von denen, die niemals irgendwo
hingingen,
ohne einen Thermometer, eine Wärmflasche, einen
Regenschirm und einen Fallschirm.
Wenn ich noch einmal leben könnte, würde ich
unbeschwerter reisen.
Wenn ich noch einmal leben könnte,
würde ich von Frühlingsbeginn an bis in den
Spätherbst hinein barfuß gehen.
Ich würde mehr in Kutschen reisen,
mehr Sonnenaufgänge betrachten und mehr mit
Kindern spielen.
Wenn ich das Leben noch vor mir hätte.

Aber sehen Sie ... ich bin 85 Jahre alt
Und weiß, dass ich bald sterben werde

Dieses Gedicht war Borges zugeschrieben worden, er soll es - wie zitiert - im Alter von 85 geschrieben haben. Bedauerlicherweise ist Autorin Nadine Stair, sie publizierte es 1978, acht Jahre vor Borges Tod.
Was die Aussagekraft nicht reduziert.

Eine beliebte psychotherapeutische Übung im Rahmen der Akzeptanz-Engagement-Therapie (ACT Acceptance Committment Therapy) besteht darin, den Klienten aufzufordern, jetzt, in diesem Moment, die Inschrift seines Grabsteines zu entwerfen, da er gerade gestorben ist. Da er nun aber tot ist, kann er diese Inschrift nicht selbst entwerfen. Er muss also mit dem zufrieden sein, was ihm seine soziale Umgebung, seine Freunde, seine Familie, gegebenenfalls Kollegen auf den Grabstein schreiben. Was wäre das? Nun das, was ihn als Menschen bis zu seinem Tode ausgemacht hatte. Oft wird den Klienten klar, dass sie das, was dann auf dem Grabstein stehen könnte, gar nicht sein möchten: „Er hat seinen Job über alles geliebt". „Seine Kinder sahen ihn selten". „Er war der beste Kassenwart. Ich habe mich immer sehr über deine Postkarten gefreut - deine Ehefrau". Bei der Übung wird nun mit dem Klienten berechnet, wie viel Restlebenszeit in Tagen ihm durchschnittlich ab heute noch bleiben - also von der durchschnittlichen Lebenserwartung eines Mannes bzw. einer Frau werden die schon gelebten Lebenstage abgezogen - es verbleiben beispielsweise noch 15.000 Tage, also rund 41 Jahre, wenn der Betroffene zwischen 40 und 45 Jahren alt ist. Das scheint eigentlich noch eine lange Zeit, aber es ist nicht mehr das ganze Leben. Aber es könnte der Beginn des Teils des Lebens sein, welchen man bewusster als bisher lebt.

Der Klient wird nun - vorausgesetzt er ist nicht suizidal - in dicsem Fall ist diese Übung mit Vorsicht anzuwenden - mit der Aufgabe nach Hause geschickt, bis zur nächsten Therapiesitzung sich einen Text für seinen Grabstein zu überlegen, wenn der Todestag der durchschnittlichen Lebenserwartung entspräche, das heißt erst in rund 41 Jahren sein wird. In diesen Tagen bis Wochen bis zur nächsten Therapiesitzung hat der Klient dann die Möglichkeit, sich intensiv mit dem Sinn seines Lebens auseinanderzusetzen. Und nur dann, wenn er seine Vorstellungen, was er gerne machen würde („er wollte immer Saxophon lernen") oder was er gerne sein würde („er wollte immer Gelassenheit ausstrahlen") ausreichend intensiv und für die anderen auch sichtbar umgesetzt hätte, würden diese nicht als Wunsch sondern als Eigenschaft auf seinem Grabstein verewigt sein („Er ruhte in sich").

Wenn es in diesem Buch darum geht, sich selbst zu erkennen und sich zu akzeptieren, dann heißt das auch, dass man sich mit seinen persönlichen Risikofaktoren akzeptieren muss.
Wenn Sie sich dazu entschließen, einen Porsche zu kaufen, dann fahren Sie ihn wie einen Porsche. Wenn dieser Ihnen zu schnell geworden ist - oder Ihre soziale Umgebung meint, das wäre ungesund, Ihr soziales Gewissen macht Ihnen diesbezüglich Probleme oder Ihr Arzt rät Ihnen zu einem moderateren Fahrzeug - dann kaufen Sie sich einen Kleinwagen. Einen vernünftigen, unauffälligen und Prestige- und Sexappeal-freien Kleinwagen. Mit diesem fahren Sie im Sinne der Fortbewegung von einem Ort zu einem anderen. Für viele Menschen der eigentliche Zweck des Fahrens. Und für Sie? Stehen Sie dazu, wenn Sie den Kick brauchen. Aber me-

ckern Sie nicht, wenn Sie früher sterben. Die Entscheidung ist zwar nicht „lauwarm" oder „Hochgefühl", aber sie geht in diese Richtung.

Auf was ich hinaus möchte: Wenn Sie sich für die Firma aufopfern, stehen Sie dazu. Und wenn es bei dieser Firma nicht mehr passt, gehen Sie zu nächsten. Und ändern Sie sich nur, wenn Sie das wollen. Seien Sie authentisch. Davor klären Sie, was sich für Sie authentisch anfühlt. Fragen Sie Ihren Partner, Ihre Freunde. Wenn diese ehrlich sind, erfahren Sie wie Sie sind, oder rüberkommen. Akzeptieren Sie dies. Oder ändern Sie es, soweit möglich und soweit von Ihnen erwünscht.

Sie werden sich, wenn Sie den Stress überleben – vielleicht ein wenig ändern, etwas langsamer werden, aber Sie werden kein neuer Mensch. Ein neuer Job, eine neue Stelle, eine neue Beziehung macht Sie nicht zu einem neuen Menschen. Ihre Persönlichkeit wird sich nur ansatzweise ändern, und nachhaltige Veränderungen bedürfen einer permanenten Selbstreflektion und -kontrolle. Sie werden immer wieder auf ähnliche Gegenüber treffen. Die Ihnen aus Ihrer Perspektive erneut das Leben schwermachen (wollen).

Also: Sie nehmen sich immer mit, nur das Szenario und die Mitspieler können sich ändern. Sie werden die neuen Aufgaben mit ähnlichem Engagement bewältigen. Sie werden immer eher der oder die Nette oder eher die (oder der) Zicke(nde) sein. Wobei ich davon ausgehe, dass Zicken dieses Buch nicht lesen. Nebenbemerkung: Zicke wird in diesem Buch geschlechtsneutral verwendet.

Die Hoffnung bleibt, dass Sie in einem neuen Setting zu einem achtsameren, zu einem gegenüber sich selbst aufmerksameren Menschen werden.

My way out

Es ist eine Illusion weiter zu glauben, dass sich für den Burn-Out-Gefährdeten schwierige Zustände von alleine bessern könnten, welche anderen - wie Nachbarn, Vorgesetzten etc. - Vorteile bringen.
Welches war mein persönlicher „Way out"? Die wiederholte Beschämung durch meine Vorgesetzten hatte den großen Vorteil der dadurch klaren Fronten und des eindeutigen Auftrages: Zurück ins Glied und Mund halten. Ich versuche mit meinen Mitmenschen wertschätzend umzugehen. Wissend, dass ich selbst Lob und Anerkennung eher schwer annehmen kann, eigene Geburtstage sind mir eher unangenehm. Aber wenn ich das Gefühl habe, dass mich Dritte noch weniger wertschätzen als ich mich selbst, dann ist das für mich schwer erträglich. Meine Erkenntnis, dass sich an den Arbeitsbedingungen nichts ändern wird oder diese sogar noch schlechter werden, konnte nach einer Phase der psychischen und teilweise physischen Erschöpfung zu einer Neuorientierung führen. Die persönliche Schmerzgrenze war erreicht, als schließlich eine neue Oberärztin kündigte. Es erlosch der letzte Funke Hoffnung auf Besserung. Ich nahm den Zustand mehr oder weniger als Katastrophe wahr. Auf Katastrophen reagieren Menschen vorhersagbar. Zuerst mit Panik und Orientierungslosigkeit.

Und dann mit Resignation. Diese führt typischerweise zu einer Einschränkung des Denkens, man bekommt einen Tunnelblick. Nicht nur die Situation am Arbeitsplatz wird negativ und hoffnungslos bewertet, sondern auch das Leben außerhalb. Man überlegt - realitätsfern - ob man überhaupt wieder einen Job bekommen kann, ob man im Endeffekt nicht einfach unfähig für diese Tätigkeit, für diese Position ist. Man zweifelt an sich und allem.

Dann macht es Sinn, mindestens ein paar Tage aus dem Hamsterrad auszusteigen. Und vernünftig und emotionsarm mit Abstand über einen Neuanfang nachzudenken.

Nachdem mir klargeworden war, dass ich so nicht weitermachen konnte und dass sich an den Rahmenbedingungen mit den unterschiedlichen Klinikstandorten und mit den gegenwärtigen Protagonisten nichts ändern würde, musste ich aktiv werden. Der Weg wäre die Kündigung gewesen. Doch dann gab es diese Stellenanzeige im Intranet der Klinik, auf welche ich mich noch am selben Tag bewarb. So bin ich momentan von der Klinik freigestellt und für zwei, maximal drei Jahre als Berater an eine leitende Landesbehörde entsandt. Neue Aufgabenbereiche, neue Perspektiven und eine neue, eine wertschätzende Umgebung. Das konnte ich nach Aufnahme meiner neuen Tätigkeit innerhalb von Tagen feststellen, daran hat sich auch nach Monaten nichts geändert. Es ist klar – ich bin Arzt und liebe meine Arbeit. Und gegenwärtig fehlen mir meine Patienten, da der Patientenkontakt nur noch wenige Stunden pro Woche stattfindet. Aber das, was ich in dieser jetzigen Position lerne, kann mir später wieder weiterhelfen. Der temporäre Stellenwechsel ist also das Ergebnis des Desasters der letzten Jahre, ist Konsequenz der Mangelverwaltung und der Interaktion mit meinen Vorgesetzten. Es wäre gelogen zu behaupten, dass an Stelle der gefühlten Fremdbestimmung nun ein Leben als Herr im eigenen Haus getreten sei. Das Ganze ist ein approximativer Prozess. Ich bin definitiv entspannter. Gemäß der protestantischen Arbeitsethik, einer Lebensmaxime „ich muss", müsste ich mit der Situation hadern, habe ich mich doch vertreiben lassen, weg von einer von mir ursprünglich leidenschaftlich betriebenen Tätigkeit zu einer Hilfslösung. Doch so ist es nicht. Ich habe vielmehr den Eindruck, Neues lernen zu dürfen, mich also in Richtung „ich darf" zu entwickeln, sozusagen von der Pflicht zur Kür. Es ist geplant, dass ich in zwei Jahren wieder an die Klinik zurückkehre.

Ob das wirklich so sein wird, und wenn, dann unter welchen Bedingungen, das ist alles offen. Und das Schöne ist – es beunruhigt mich in keinster Weise.

Eine Woche im Leben eines Chefarztes

Montag

6:00 Uhr laufen im Wald, es regnet leicht.

7:00 Uhr Fahrt nach Klinik 4. In Glückstadt Tasse Kaffee und Brötchen

8:30 Uhr Gespräch mit Patienten, welchen ich am Sonntag schon im Rahmen des Hintergrunddienstes gesehen habe. Will sofort nach Hause, wird aufgrund fehlender Zurückhaltegründe entlassen. Ambulante Termine empfohlen.

9:00-11:00 Uhr Visite Station Z1. Neue Psychologin in Ausbildung zur psychologischen Psychotherapeutin stellt gute Fragen, Umgang mit Patienten freundlich zugewandt. Und sie spricht fließend Deutsch.

11:00 Besprechung mit Pflegeleitung fällt wohl aus, das Sekretariat der Pflegeleitung lässt ausrichten, Pflegechef komme heute doch nicht in die Klinik. Klar - sind 85 km. Aber für mich auch.

11:00 Besprechung mit leitendem Oberarzt. Klärung - es fehlen noch 1,5 Ärzte, Stellen zu besetzen ist schwierig, schlechte Bewerber.

11:30-13:00 1 Privatpatient, dann Dokumentation.

13:00-14:00 Weiterbildung für Pflege, Sozialdienst und Ärzte/Psychologen. Thema: Borderline-Störung. Immer wieder nicht ganz einfach zu vermitteln, dass die Zuwendung bei Patienten mit Borderline-Störungen in Krisen sich von der bei depressiven Patienten unterscheidet. Diskussion des (appellativen) Suizidversuchs von Frau R. in der letzten Woche.

14:00-14:30 Stationsleiterin beschwert sich - m.E. berechtigt, über nicht geklärte Stellensituation. Schade, gute Frau, hoffe sie kündigt nicht. Kann ihr kaum helfen - mein dualer (Pflege)-Partner lässt sich von mir natürlich nichts sagen, wir sind theoretisch gleichberechtigte Partner. Theoretisch. Ich finde, eine duale Führung (ärztliche Leitung und pflegerische Leitung) macht nur dann Sinn, wenn nicht nur die Entscheidungsrechte, sondern auch die Verantwortungen gerecht verteilt sind.

14:30-15:00 Paperwork – Elektronische Überprüfung und Abzeichnen der Falldokumentationen der Heimbewohner (Heim für psychisch Langzeitkranke), welche ich 1x im Monat besuche.

15:00-16:00 Angehörigengespräch mit Heimpatient, gesetzlichem Betreuer und Eltern. Patient, 37 Jahre, will wieder alleine wohnen. Versuch war schon zweimal gescheitert. Eltern und Betreuer finden die Idee nicht gut. Kompromiss: Regelmäßiger Besuch der Arbeitstherapie, keine Alkoholexzesse und verlässliche Medikamenteneinnahme, dann Umzug in betreute WG in 6 Monaten.

16:00-17:30 Paperwork - Korrektur Arztbriefe, und Emails mit meinem Direktor.

17:30 Patient will entlassen werden. Null Compliance. Keine Krankheits- und keine Behandlungseinsicht. Lasse ihn nach Rücksprache mit Pflege und seiner Mutter um 18:30 gehen.

18:45 -20:00 Fahrt nach Hause. Feierabend.

Dienstag

6:00 Schwimmen

7:30-9:00 Klinik 1, auf Station, da Oberärztin im Urlaub, keine Ärzte auf Aufnahme-Station, der Vertretungsarzt braucht Unterstützung (ein Arzt hat frei, nachdem er in der Nacht zuvor Dienst gehabt hat, die 2. Ärztin ist für 2 Wochen in Urlaub). Diese Woche nochmals zwei Oberärzte fehlend in einer Klinik. Hatte letzte Woche beim Blutspenden Blutdruck 135 zu 95 mm Hg, der diastolische ist deutlich zu hoch. Toller Job. Aber es ist nicht die zeitliche, sondern die psychische Belastung und die nervige Interaktion mit manchen Menschen.

Auf der anderen Station ist die halbtags tätige Ärztin seit 4 Wochen krank, Besetzung nur mit 100%-Psychologin (diese ist allerdings brillant). Plus super Sozialdienst. Medikamente müssen verordnet werden. Alle Neuzugänge kurz gesehen.

9:00-9:30 Richterliche Anhörung. Patient möchte nach Hause, bei florider Manie, wir wollen ihn behandeln. Pat. äußert sich sehr eloquent gegenüber Amtsrichter, welcher darüber entscheidet, ob Patient gegen seinen Willen in der Klinik bleiben muss oder gehen kann. Zu seinem Pech dieses Jahr schon zweimal in der Klinik gewesen. Richter überzeugt Patient, Freiwilligkeitserklärung zu unterschreiben und Medikamente zu nehmen. Mir soll es recht sein, freiwillig ist immer besser. Die Frage ist, wann der Patient diese Freiwilligkeitserklärung widerruft – heute Nachmittag?

9:30 Eigentlich Visite in Klinik 2 vereinbart – 35 km zu fahren. Anhörung war nicht geplant. Also schnell nach Klinik 2 – zu schnell und mal wieder geblitzt. Eigene Schuld, ich weiß – gefühlt 15 km zu schnell.

10:15 Endlich Klinik 2, Visite bis 12:45, dann Nachbesprechung. Viel zu kurz. Das ist eigentlich die Aufgabe eines Chefs – Mitarbeiter beraten, lehren, den Kollegen etwas beibringen, und die schwierigeren Patienten behandeln.

13:00-14:00 Supervision für Assistenzärzte, vier Kollegen kommen, die diensthabende Ärztin kann nur 15 min bleiben. 2 interessante Fälle werden vorgestellt, und wie immer liegt die Problematik auch im sozialen Umfeld der Betroffenen oder in den kulturell tradierten Werten, die nicht in Frage gestellt werden und krankmachen.

14:00-15:00 Laufe kurz zum Kiosk gegenüber, ein belegtes Brötchen und Gummibärchen – es hätte auch etwas Gesünderes gegeben, aber was soll es, richtig essen geht sowieso erst abends. Dann verspätete Oberarztrunde. Habe drei Oberärztinnen in der Klinik 2, jede mit ihren Qualitäten, ich schätze sie alle, aber sie sind sich nicht alle grün untereinander. Was die Zusammenarbeit, insbesondere, wenn eine die Stationen der anderen übernehmen muss, nicht erleichtert. Kritisieren mich verständlicherweise mehr oder weniger heftig, weil ich zu selten in der Klinik bin (sie meinen natürlich ihre Klinik, die anderen Standorte sind für sie nicht relevant) und weil ich mich zu wenig dafür einsetze, dass wir Unterstützung vom Haupthaus bekommen bzw. neue Ärzte einstellen. Habe zuletzt einen rumänischen Facharzt eingestellt, der zwar nett war, aber kaum Deutsch konnte. Die Verwaltung hat sich dann um einen Sprachkurs gekümmert, er bemüht sich. Das wird irgendwann gut, aber das dauert. Und bis dahin passiert dann vielleicht wieder ein Missverständnis, wie damals mit dem russischen Kollegen, welcher im Nachtdienst einen Patienten nicht richtig verstanden hatte, meinte, dieser wolle sich umbringen und ließ ihn über Nacht fixieren und eine Spritze geben. Dabei hatte der Patient nur berichtet, dass er früher einmal suizidal gewesen sei, aber gegenwärtig sich sicher nichts antun wolle.

15:25 Wieder zu spät los zurück Richtung Klinik 1, immer gibt es im Sekretariat noch etwas zu erledigen oder zu besprechen.

16:00-17:00 Alle zwei Wochen Jour fix mit meinem Direktor. Alle zwei Wochen eine Übung in Demut und alle zwei Wochen Kritik, welche immer mit denselben Worten eingeleitet wird: „Herr K., ich verstehe Sie nicht". Dann kurzer Vortrag über meine unmögliche Klinikführung.

17:00-19:00 Nochmals auf die Aufnahmestation der Klinik 1, ein heute neu aufgenommener Patient tobt im Rahmen eines psychotischen Erregungszustandes mit fremdaggressivem Verhalten und Personenverkennung, fühlt sich massiv bedroht. Und Arzt vom Dienst fühlt sich etwas hilflos – Pflege fordert Fixierung, um nicht angegriffen zu werden. Mehrere Versuche den Patienten verbal zu beruhigen, scheitern, Medikamente werden mehrmals angeboten, dito Zigaretten, hilft alles nur vorübergehend. Schließlich 5-Punkt-Fixierung, nochmals wird Medikament oral angeboten, was er mir ins Gesicht spuckt. Ich hasse diese Situationen. Als Patient würde es mir aber auch ähnlich gehen. Also intramuskuläre Injektion. Und Beendigung der Fixierung um 19:00. Manchmal scheint es ohne Umweg nicht zu gehen. Was wäre die Alternative gewesen? Dem Patienten eine Auszeit im Garten zu geben, aber die Station ist im 1. Stock und niemand getraut sich mit dem Patienten nach unten zu gehen. Deshalb muss eine Akutstation Patienten die Möglichkeit bieten, sich eine Auszeit zu nehmen. Darum kämpfe ich seit über 2 Jahren. Umsonst.

Mittwoch

4:00 Wach. Ok. Heute gönne ich mir den Luxus, vor der Arbeit schwimmen zu gehen.
6:00 Schwimmen.
7:30 Kurz auf Akutstation in der Klinik 1. Heute Nacht eine Aufnahme und eine Verlegung aus der anderen psychiatrischen Klinik, weil der Patient dort eine Krankenschwester angegriffen hat und es einen Konflikt mit einer Mitpatientin gab. Will nun sofort gehen. Geht nicht, da noch psychotisch, verkennt Umgebung und fühlt sich bedroht/verfolgt. Droht, zu schlagen. Wird gebeten, Medikamente einzunehmen. Meint, er benötige diese nicht. Gebe ihm bis heute Mittag Zeit - die Pflege macht mit. Bin froh, gute Leute. Trotzdem müssen wir eine Unterbringung beantragen.
9:45 Fahrt in Klinik 3, eine Tagesklinik mit Ambulanz - 60 km. Fahre übers Land, schöne Strecke,

weniger Stau. Manchmal fahre ich dann auch mit dem Motorrad. Und lasse mir dann Zeit, abends nach Hause zu fahren. Besprechung mit dortiger Oberärztin um 10:00 geplant, muss natürlich verschoben werden. Kurz noch zwei Brötchen eingekauft. Kaffee wird in der Klinik gemacht. Wir sprechen die schwierigen Patienten durch. Gute, auch handlungsorientierte und neben der ganzen Psychiatrie nicht die Somatik, den Körper vergessende Oberärztin. Aus der ehemaligen DDR.

Wir sind uns einig, manche Mitarbeiter sind nicht nur länger in der Klinik als die Patienten, sondern auch deutlich schwieriger.

12:00-14:00 Patientenkontakt. Privatpatienten. Die muss ich persönlich behandeln. Das kann manchmal recht aufwändig sein und ich habe das Gefühl, dadurch noch weniger Zeit zu haben. Um eines klar zu stellen: Nein, als Psychiater wird man durch Privatpatienten nicht reich. Ich will mich nicht über mein Einkommen beschweren. Es ist nicht schlecht, aber wenn ich mein Gehalt incl. Zuschläge durch die Arbeitszeit von rund 70 h je Woche teile, habe ich am Ende des Monats einen deutlich niedrigeren Stundenlohn als zahlreiche meiner ärztlichen Mitarbeiter. Punkt.

14:30 Muss ich dann in Klinik 2 sein, 25 km in 1 Stunde, da Dauerbaustelle.

In Klinik 2 habe ich mein Hauptbüro, Blick auf eine Pferdekoppel. "Mein" Sekretariat, „meine" Leute. Dort arbeite ich am liebsten. Hier steht mein Luxus. Eine Nespresso Kaffeemaschine. Beide Sekretärinnen sind Gold wert und ein kurzes Gespräch ist obligat.

15:00 Gespräch mit Pflegeleitung einer Station wegen Konflikt mit Ärzten. Schwierig, und kaum zu lösen, beide Seiten bringen nachvollziehbare Argumente, beide Seiten konzentrieren sich zunehmend auf die Fehler und nicht mehr auf die Leistungen des Gegenübers. Werde in der eigentlich heute geplanten Besprechung mit den drei Oberärztinnen in der Klinik 2 klären, wer von den Ärzten auf eine andere Station kann.

15:30 Leiterin der Tagesklinik kommt auf mich zu, es ist ihr anzumerken, dass auch sie sich etwas mehr Anwesenheit meinerseits wünschen würde.

15:40 Dann Patienten aus der Ambulanz. Bis 18:00.

18:00 Zwei Privatpatienten.

19:50 Endlich "Feierabend". Nun Paperwork: Briefe korrigieren, Emails beantworten (heute 35). Wollte noch einen Stationsplan für die Klinik 4 ausarbeiten, der bisher noch nicht ganz stimmig ist. Morgen.

Heute wieder schlank geblieben. Kaffee, Gummibärchen. Ein Apfel und Brötchen.

23:00 Zuhause.

Donnerstag

Heute den ganzen Tag nur in Klinik 1, das heißt Heimspiel.

7:30 Klinik 1, Akutstation. Besprechung und Visite mit Pflege, Sozialdienst und einem Assistenzarzt. Diesen bei Laune zu halten ist nicht einfach, aber er macht seine Sache richtig gut, ist natürlich Stress pur, eine Aufnahmestation allein zu betreuen, jeden

Tag mindestens zwei Aufnahmen, dann eine Aufnahme in der Nacht, dazu die Entlassungsbriefe, Angehörigenkontakte, Visiten. Wenn man von der Chirurgie kommt oder auch von der Inneren, fragt man sich, was macht ein Psychiater den ganzen Tag? Ich empfand meine Zeit als Assistent in der Neurologie oder Inneren Medizin nicht anstrengender als auf einer psychiatrischen Aufnahmestation. Nur anders. Beschäftigt ist man überall. Und das Gefühl, nicht zu genügen, ebenso. Ärztemangel ist ein Übel und auch dem Umstand geschuldet, dass die Verwaltungsarbeit einen auffrisst. Ich weiß wovon ich rede, ich habe in Afrika und Asien gearbeitet. Häufig mindestens genauso effizient aber mit ungleich schlankerer Verwaltung.

11:00 Der „wichtigste" Termin jede Woche. Entweder Besprechung der Chefärzte Neurologie, Suchtmedizin, Allgemeinpsychiatrie 1 und 2, sowie Alterspsychiatrie oder alternierend die sogenannte Medizinkonferenz - hier sitzen die Chefärzte und deren duale Partner - die Pflegeleitungen - in einem Stuhlkreis. Nein, kein Tisch, der wurde vom ärztlichen Direktor abgeschafft. Idee prinzipiell verständlich. Alle sind gleich. Aber es ist wie immer, nur die Form, nie der Inhalt zählt. Jeder darf, muss nicht, etwas Positives erzählen, was ihm oder ihr seit der letzten Konferenz geschehen ist. Die Idee wieder prinzipiell gut. Aber wer immer Friede und Gleichberechtigung auf seine Fahnen schreibt, möchte dies zwar leben, lebt es aber nicht. Vorschläge meinerseits, was geändert werden könnte, werden totgeredet, oder sie werden einfach abgelehnt, da zu innovativ. Mal wieder zwei Stunden meiner Lebenszeit vergeudet, statt Entscheidungen getroffen zu haben.

Heute gehe ich Mittagessen mit netten Kollegen, ein Highlight in der Woche.

14:00-17:00 Visite und Stationsbesprechung auf der zweiten Station - eine Station für Menschen, welche unter einer Intelligenzminderung leiden, also beispielsweise als Folge einer Gehirnentzündung oder einer Geburtskomplikation, und zusätzlich psychische Störungen haben. Eine Schwester beklagt sich, dass sich seit 6 Jahren nichts geändert habe, zu wenig Personal, zu schlechte Arbeitsbedingungen, wechselnde Ärzte und überhaupt. Was nicht stimmt. Heilpädagogin und Psychologin seit 1 Jahr fest auf Station eingeteilt. Aber es ist diese chronische Unzufriedenheit, welche im Haus herrscht, und der gegenüber ich mich manchmal so hilflos fühle. Insbesondere, wenn ich denke, man könnte sehr wohl etwas ändern, aber das ist aus nichtigen Gründen, oder Gründen, die ich nicht verstehen kann, nicht möglich.

17:30-18:30. Büro, Briefe korrigieren, Paperwork.

18:30-20:00. Schreibe noch an einem Artikel für eine Fachzeitschrift über Normalität und Postmoderne Gesellschaft und Psychiatrie. Das tut gut.

Um 20:15 zuhause.

Freitag

8:30 Klinik 1 - Anhörung zweier Patienten durch den Amtsrichter.

10:00-12:00 Klinik 2. Ambulanzpatienten. Das ist die Arbeit mit und am Patienten, sinnvoll und interessant. Anschließend werden mir Patienten auf den Stationen vorgestellt. Passt auch.

12:30 Heute Mittagspause - gehe Kaffeetrinken mit meiner Lieblingspsychologin. Ein wichtiger Termin, ein bisschen zum Jammern, aber auch um den Gedanken freien Lauf lassen zu können und über Gott und die Welt zu reden.

13:00-14:00 Fahrt in Klinik 4 – 45 km, wegen Baustelle nehme ich die Nebenstrecke, dauert zwar genauso lange, aber man hat die Illusion, keine Zeit im Stau verschwendet zu haben. Diktiere nebenher über Freisprechanlage Arztberichte, das ist schon eine große Erleichterung. Bemerke, dass ich noch mit meiner Oberärztin in der Tagesklinik ein paar Dinge besprechen wollte, habe ich vergessen. Rufe sie an. Erreiche sie nicht. Gerade sie, das tut mir leid, wir arbeiten schon lange zusammen, ich mag und schätze sie sehr.

14:00-15:00 Gemeinsame Besprechung mit meinem Oberarzt und mit dem Chefarzt der Inneren Medizin in Klinik 4. Die Kooperation läuft noch nicht optimal, hängt wohl zum einen mit der Inkompatibilität der EDV-Systeme zusammen, zum anderen – was sonst – mit Personalknappheit. Und vielleicht auch mit der Wahrnehmung von Notwendigkeit – was für einen Psychiater ein internistischer Notfall ist, ist für einen Internisten kein wirkliches Problem, und umgekehrt – Psychiater werden wegen „Notfällen" auf die internistische Station gerufen, welche ebenso wenig welche sind. Ge-

genseitige Schulung wäre eine einfache Lösung.
Der Kollege scheint nicht wirklich interessiert.
15:00-17:00 Ambulante Patienten. Z.B. ein Lehrer
nach Nervenzusammenbruch. Oder eine Mutter,
welche zwanghaft hygienisch ist und sich nun
überängstlich um ihr Neugeborenes kümmert. Und
der antriebslose, depressive Rentner, welcher sich
fragt, warum er morgens überhaupt noch aufstehen
soll, es braucht ihn ja keiner.
17:00-20:30 Viel Paperwork liegen geblieben diese
Woche. 2 Zeugnisse muss ich schreiben, und die
sollen ja nicht bloß nach Schema F, sondern ein
wenig individuell verfasst werden. Berichte der
heute gesehenen Patienten diktieren. Emails beantworten, meistens Routine, manchmal ärgerlich,
manchmal unnötig. Will aber einen möglichst leeren Schreibtisch am Ende der Woche haben.
21:45 Zuhause. Wochenende.
Eigentlich.

Samstag

0:00 Bin eigentlich seit Anfang der Woche, also
Montag 0:00 für den fachärztlichen Hintergrunddienst in Klinik 4, 85 km von meinem Wohnort
entfernt, zuständig. Das bedeutet, dass der Hintergrunddienst telefonisch kontaktiert wird, wenn es
Probleme auf den Stationen geben sollte, wie z.B.
wenn Patienten sofort entlassen werden wollen,
suizidal, fremd- oder autoaggressiv werden, sich
der Gesundheitszustand massiv verschlechtert -
eben Situationen, welche seitens der Mitarbeiter

vor Ort nicht selbständig bewältigt werden können. Unter der Woche bedeutet das, dass nach allgemeinem Dienstschluss um 17:00 bis am nächsten Morgen um 8:00 mit Anrufen zu rechnen ist, und an den Wochenenden natürlich von 0:00-24:00. Diesen Dienst teile ich mir mit meinen beiden Oberärzten in der Klinik 4, das bedeutet, jeder ist im Jahr für rund 17 Wochen on call. An den Wochenenden reicht der Telefondienst nicht aus, Patienten welche am Samstag neu aufgenommen werden, müssen innerhalb von 24h von einem Facharzt persönlich untersucht und gesprochen werden.

9:30 Bin zuhause. Telefonat mit der diensthabenden Ärztin der Klinik 4, Polizei hat Patienten abgegeben, dieser wollte nicht in die Klinik 1 gebracht werden, weigert sich aber auch in Klinik 4 zu bleiben. Hatte gegenüber Ehefrau mit Suizid gedroht, sollte sie, wie von ihr angekündigt, ihn mit den Kindern verlassen. Vorschlag an die Kollegin: Gespräch mit Ehefrau und Patient.

9:50 Telefonat mit der diensthabenden Ärztin der Klinik 4. Ehefrau weigert sich in die Klinik zu kommen, sei mit den Kindern bei ihrer Mutter, fühlt sich erpresst. Patient will sofort entlassen werden, distanziert sich nicht eindeutig von suizidalen Ideen. Vorschlag: Kollegin soll den Patient noch etwas vertrösten, ich werde in die Klinik kommen.

11:00 Gemeinsames Einkaufen mit meiner Frau auf dem Wochenmarkt fällt für mich aus, fahre in die Klinik 4.

12:15 Gespräch mit Kollegin, dem Patienten, seiner Schwester, welche auch bereit ist, ihn vorübergehend bei sich wohnen zu lassen, nachdem er im Beisein von ihr und uns beiden mehr oder weniger glaubhaft – 100% Sicherheit hat man nie – versichert hat, sich nichts anzutun und bei einem erneuten Stimmungseinbruch sich an seine Schwester oder uns zu wenden. Verfahrene Situation, Patient oft auf Montage unterwegs, zuhause in den letzten Monaten häufig Streitereien wegen der Kinder und des Geldes, er hatte Warnungen der Frau, sie würde sich trennen, wenn das so weitergeht, nicht ernst genommen. Patient wird entlassen und das Angebot gemacht, jederzeit wieder aufgenommen werden zu können.

15:00 Zurück zuhause

16:30 Anruf der Kollegin, habe Patient aufgenommen, nach Selbstverletzung, Verdacht auf Persönlichkeitsstörung vom emotional instabilen Typ (Borderline-Störung). Schnittwunden am linken Unterarm ohne Verletzung von Blutgefäßen oder Nerven, wurde chirurgisch versorgt. Möchte Medikation zur Nacht, will in der Klinik bleiben.

Sonntag

11:00 Fahrt zur Klinik 4, Exploration und therapeutisches Gespräch mit Patientin, welche am Vorabend aufgenommen wurde. Gibt an, regelmäßig Speed und Valium einzunehmen, somit Verdacht auf Benzodiazepin-Missbrauch, momentan diskrete Entzugserscheinungen. Zusätzlich aufgrund ihrer Erzählung Verdacht auf Bulimie. Pflege und diensthabenden Arzt diesbezüglich instruiert. Ge-

spräch mit zwei weiteren Patienten, dann 15 min
Kaffee mit der Pflege und dem Kollegen.
14:00 Rückfahrt zum Wohnort, ab 15:00 beginnt
das „Wochenende", nur noch Hintergrunddienst,
hoffe, dass es heute ruhig bleibt.

Wieviel Pflicht und wieviel Kür hatte ich diese
Woche? Bilanz: - war nicht wirklich gut….

Literaturempfehlung

- Bakker A 2007. The job-demands-resources model state of the art. In: Journal of Managerial Psychology. 23, 309-328.
- Bandura A (1997). Self-efficacy: The exercise of control. Freeman. New York.
- Bauman Z 1995. Ansichten der Postmoderne. Argument Verlag. Hamburg.
- Beck U 1986. Risikogesellschaft. Auf dem Weg in eine andere Moderne. Suhrkamp. Frankfurt am Main.
- Beck U 1998 (Hrsg.) (4.Auflage). Kinder der Freiheit. Suhrkamp Verlag. Frankfurt am Main.
- Bell D 1985 (1976). Die nachindustrielle Gesellschaft. Campus Verlag. Frankfurt am Main.
- Bergner M H 2010 (2.Auflage). Burn-Out Prävention. Schattauer Verlag. Stuttgart.
- Freudenberger H 1974. Staff Burn-Out. In: Journal of Social Issues. Jg. 30, Nr. 1, S. 159–165.
- Giddens A 1997 (1990) Konsequenzen der Moderne. Suhrkamp Verlag. Frankfurt am Main,128.
- Karasek R A, Theorell T 1990. Healthy Work. Stress, Productivity and the Reconstruction of Working Life. Basic Books. New York.
- Kristensen T S et al. 2005. The Copenhagen

Burn-Out Inventory: A new tool for the assessment of Burn-Out. In: Work & Stress 19 (3).

– Kuiper P C 2010. Seelenfinsternis. Die Depression eines Psychiaters. Fischer Taschenbuch Verlag, Frankfurt am Main.

– Maslach C et al. 2001. Job Burn-Out. In: Annual Review of Psychology 52.

– Maslach C, Leiter MP, Schaufeli W 2009. Measuring Burn-out. In: Cartwright S, Cooper CL. The Oxford Handbook of Organizational Well-Being. Oxford University Press. Oxford.

– Max Frisch (Tagebuch 1946-1949) 1998. In: Gesammelte Werke in zeitlicher Folge. Zweiter Band. Suhrkamp Verlag. Frankfurt am Main.

– McCrae R R, Costa P T 1999. A five-factor theory of personality. In L. A. Pervin & O. P. John (Eds.), Handbook of personality (pp. 139–153). Guilford. New York.

– McCrae R R, Costa P T Jr 1990. Personality' in adulthood. Guilford. New York.

– Neilson G 2008. The Secrets to Successful Strategy Execution. In: Harvard Business Review, June 2008; erschienen als deutschen Übersetzung in: Harvard Business Manager unter dem Titel: Wie Umsetzungsstärke entsteht, Heft 9/2008.

– Rau R, Gebele N, Morling K, Rösler U 2010. Untersuchung arbeitsbedingter Ursachen für das Auftreten von depressiven Störungen. 1.

Auflage. Dortmund: Bundesanstalt für Arbeitsschutz und Arbeitsmedizin.
- Schmidbauer W 1977. Die hilflosen Helfer. Rowohlt Verlag. Berlin.
- Schulz von Thun F 1981. Die Anatomie einer Nachricht. In: Miteinander Reden. 1: Störungen und Klärungen. Rowohlt Taschenbuch Verlag. Reinbeck bei Hamburg.
- Ware B 2013. 5 Dinge, die Sterbende am meisten bereuen: Einsichten, die Ihr Leben verändern werden. Arkana Verlag. München. (Original 2012. The Top Five Regrets of the Dying. A Life Transformed by the Dearly Departing. Hay House Australia Pty. Ltd.)

Über den Autor

Der Verfasser hat in Lübeck, Heidelberg und Tübingen Medizin studiert und ist als in Deutschland und Thailand ausgebildeter Tropenmediziner und Anthropologe seit über 20 Jahren weltweit in Regionen sogenannter Entwicklungs- und Schwellenländer tätig.

Dort, wo Menschen unter besonders harten Umgebungsbedingungen überleben müssen - in Flüchtlingslagern, Slums, in Metropolen oder als Opfer von Naturkatastrophen.

Immer wieder wird er mit Fragen konfrontiert, wie zahlreiche der Betroffenen trotz aller Widrigkeiten immer wieder Hoffnung schöpfen und nicht verzweifeln.

Und welche Faktoren dazu beitragen können, Krisen erfolgreich zu bewältigen.

Im Jahr 2000 begann Peter Kaiser mit seiner Weiterbildung zum Psychiater und Psychotherapeuten. Von 2012 bis 2015 war er in einer großen psychiatrischen Klinik als Chefarzt für Allgemeinpsychiatrie und -psychotherapie beschäftigt.

Aufgrund der für ihn nicht mehr erträglichen Arbeitsbedingungen ließ er sich auf eigenen Wunsch für zwei Jahre als Fachreferent für die Themen Psychiatrie und Sucht an ein Ministerium seines Bundeslandes abordnen. Auch um Abstand und Zeit zu gewinnen für die Reflektion der eigenen Situation.

Was hatte zur Entwicklung der typischen Burn-Out-Symptome geführt?
Und welches waren seine eigenen Anteile daran gewesen?

Seit 2005 ist er tätig als Berater für Selbstständige, Führungskräfte sowie für internationale Unternehmen und Hilfsorganisationen.

Peter Kaiser lehrt gegenwärtig an der Universität Bremen als Professor für Religionswissenschaft.

Der Autor beschreibt seinen eigenen Weg in den Burn-Out.

Und seinen Weg heraus.